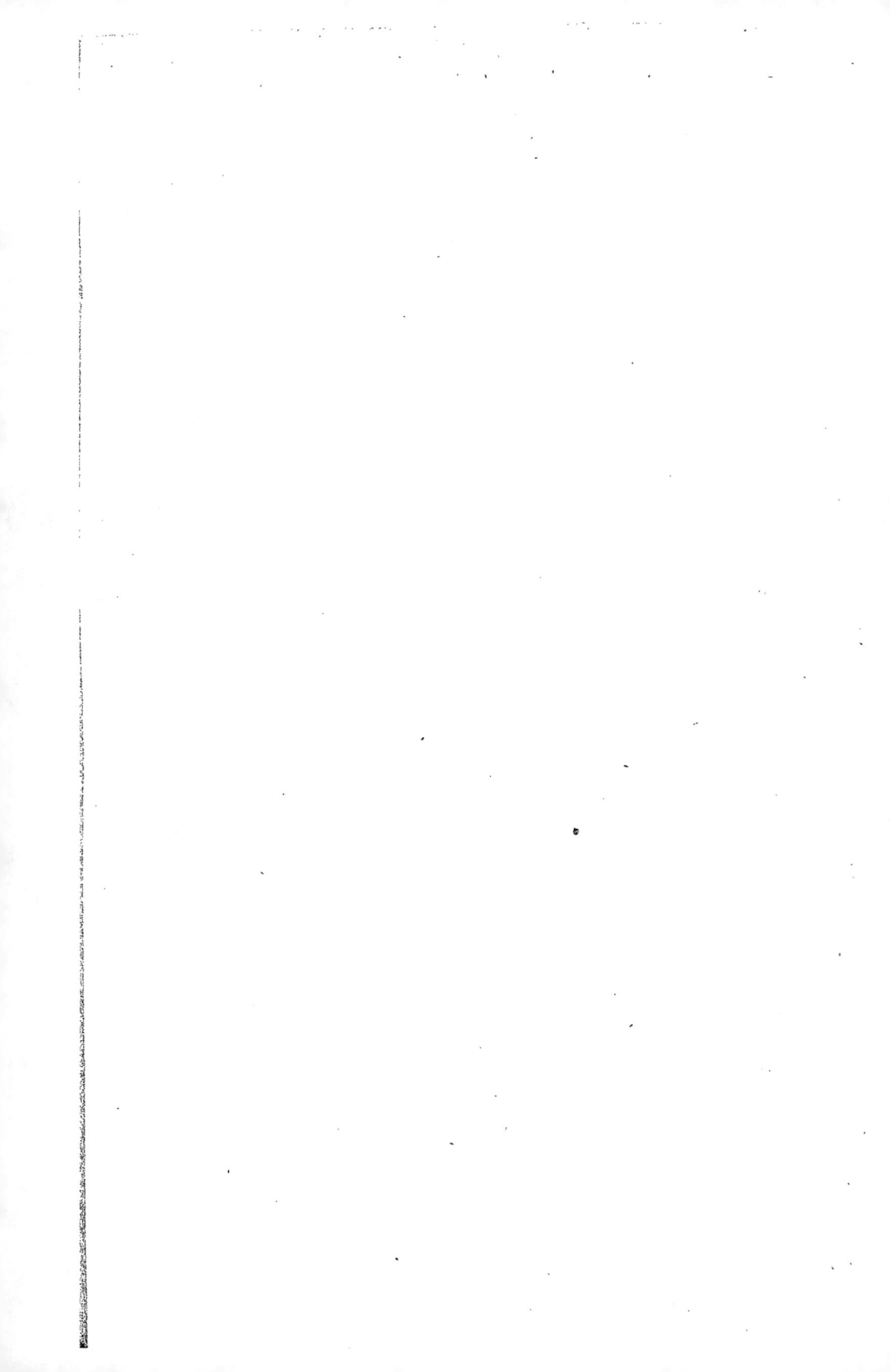

I. 2310.
E. J.

ESSAI

<small>SUR LA</small>

CORRÉLATION

<small>DES FACULTÉS INTELLECTUELLES AVEC L'ORGANISME.</small>

PRÉFACE.

ESSAI

SUR LA

CORRÉLATION DES FACULTÉS INTELLECTUELLES AVEC L'ORGANISME,

SUIVI

DE QUELQUES RÉFLEXIONS SUR CERTAINES INNOVATIONS
EN MÉDECINE.

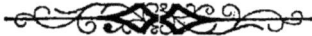

Le génie, la pensée, les idées n'ont pas leur siège dans le cerveau; leur antre prophétique, le lieu d'où partent les inspirations, où naissent les conceptions de l'âme, c'est l'estomac.

Telle est la proposition, quelque peu aventureuse, au jugement de bien des personnes, que j'ai dessein d'élucider et de mettre en relief, si mes forces suffisent à cette tâche.

Avant tout, commençons par éclairer l'amphibologie du langage, par faire la part du matérialisme forcé qui en est le caractère dominant. Quand je dis : *Le siège de la pensée n'est point dans le cerveau, mais dans l'estomac*, j'emploie une locution, une forme, convenues, nécessaires, mais évidemment figurées. Le génie, en effet, la pensée, les idées, choses aussi immatérielles que l'âme dont elles ne sont qu'une modification ou une manifestation , ne peuvent siéger dans aucune partie de l'organisme ; toute fois, l'esprit, cette substance immortelle, insaisissable, se trouve, durant la vie, uni par des liens indissolubles avec l'organisation, de telle sorte qu'il ne peut agir qu'au moyen et que par le concours de cet appareil matériel dont il n'est ni le maître, ni l'esclave, mais l'associé intime, la partie pour ainsi dire intégrante, *le Co-être* aussi inséparable que la forme et l'étendue le sont de la matière. Or, la fusion inexplicable , et pourtant si vraie, si bien sentie, si évidente des deux sub-

stances qui constituent l'unité de l'être
vivant, donne un caractère terrestre à tous
les modes d'activité de l'âme ; et ce caractère passant nécessairement dans le langage,
on a dit que le *cerveau est le siège de
la pensée*, parce que les troubles de la
pensée coïncident quelquefois avec les
troubles ou les lésions de cet organe.

Laissant, maintenant, de côté la forme
du langage, sur la nécessité de laquelle
nous venons de nous expliquer, et n'exa-
minant que le fond de la question, voyons
un peu ce qu'il y a d'exact, de solide, de
vraisemblable dans cette opinion générale,
le cerveau est le siège de la pensée ;
appuyons-nous, pour cela, non-seulement
sur les déductions les plus rigoureuses de
la raison et de la logique, mais aussi sur
celles de la conscience, qui sont infailli-
bles, et sur celles de la physiologie avec
son immense cortège de faits et d'observations.

D'abord il est évident que toute sensation, soit de l'ordre physique, soit de l'ordre moral, est aussitôt accompagnée de la
connaissance, plus ou moins claire, de la

même sensation, ou en d'autres termes, que nous ne pouvons sentir, sans savoir. Ainsi, toute sensation donne naissance à une idée. Mais, je le demande, cette idée se localise-t-elle, pour vous, pour moi, dans aucune partie de l'organisme ? Voyez-vous, trouvez-vous, sentez-vous la pensée dans le cerveau, plutôt qu'ailleurs ? Personne assurément ne voudra, ne pourra le soutenir, sans mentir à sa conscience, qui, certes, ne lui ment pas, et ne peut lui mentir. Il y a plus: non-seulement la pensée ne se localise pas, mais la sensation elle-même ne se manifeste nullement dans le cerveau, à moins que l'agent provocateur ne soit de l'ordre physique, et ne porte son action sur cet organe.

Or, si la sensation ne se localise point dans l'encéphale, si elle n'y *retentit* point d'une manière à en tirer des preuves assez concluantes, nous demanderons à nos contradicteurs si les êtres placés au bas de l'échelle animale sont dépourvus de sensations, si les sensations de ces êtres ne sont pas nécessairement accompagnées de perception, et s'il y a cependant chez eux la moindre apparence d'encéphale ou de système nerveux; et nous leur demanderons en même temps si le tube digestif ne se développe pas avant l'encéphale dans cette admirable série d'organisation et de perception.

Le but de l'opuscule que je publie est maintenant connu, je viens de l'indiquer nettement; j'ai même laissé pressentir quelques-unes des preuves dont j'étaierai ma proposition fondamentale. Aller plus loin, pénétrer plus avant dans la question, en présenter des détails plus ou moins développés, ce serait oublier les règles d'une Préface. Je me contenterai d'ajouter quelques lignes qui, en démontrant que je mets à part toute vanité d'auteur comme toute feinte modestie, seront une preuve de la conviction et de la bonne foi que j'apporte dans cette discussion.

L'opinion que je mets en avant, et que je soutiens aujourd'hui, est contraire, je le sais, à presque toutes les idées reçues. Mais en résulte-t-il qu'elle soit erronée? Je ne le pense pas. L'opinion de *Galilée* était bien contraire aussi aux idées reçues;

de force, et il est enfin passé à l'état de croyance, de conviction et de conviction intime. Serais-je dans l'erreur, d'autant plus profonde et invincible, que j'ai plus lutté pour m'en garantir, et qu'ayant perdu mes forces dans cette lutte, je reste l'esclave impuissant d'une fausse conception? Il ne m'appartient pas d'en décider.

Ce que je puis affirmer, c'est qu'en publiant ce travail, j'obéis à la conviction la plus sincère, et qu'avant d'y mettre la main, je ne me suis point dissimulé ce qu'il y avait d'ardu dans cette tâche. Mais si l'on a de puissants arguments contre mon opinion, j'ai de fortes raisons pour le défendre, et je ne serai pas le seul combattant dans la lutte. Je pourrai même au besoin placer entre mes adversaires et moi, Cooper et Voltaire qui n'ont pas craint d'écrire formellement :

C'est l'estomac qui gouverne le cerveau.

ESSAI

SUR LE

PRINCIPE ET L'ORIGINE DES FACULTÉS INTELLECTUELLES

ET SUR

L'ORGANE QUI PARAÎT EN ÊTRE LE VÉRITABLE SIÈGE.

LES *idées*, LE *génie*, LA *pensée* N'ONT POINT LEUR SIÈGE DANS LE CERVEAU ; L'ESTOMAC EN EST LE VÉRITABLE FOYER.

« *Grégoire à jeun, Grégoire à table , sont deux hommes bien différents.* »

C'EST sur ce trivial adage que je veux établir quelques réflexions qui étonneront peut-être par leur singularité, et qui, peut-être aussi, ne sont point dénuées d'autant de fondement qu'on pourrait bien le penser. Je ne me flatte pas de porter l'évidence et la certitude dans les développements que je vais donner ; mais ils m'ont paru étayés sur tant de *probabilités*, qu'il serait bien possible que plus d'un de mes lecteurs, finit par penser comme moi.

1

Je suis convaincu d'avance que je n'ébranlerai
point la croyance de ceux qui ne connaissent que
la force de l'habitude, qui ne se rendent raison
de rien, qui sont intimement persuadés qu'une
doctrine adoptée et enseignée depuis des siècles
ne peut être, par cela même, que la plus saine
et la plus vraie de toutes. Toute innovation à
leurs yeux est erreur. La vérité repose exclusivement dans ce qu'on a cru jusqu'à ce jour. Ils
ne connaissent que la parole du maître : *Jurant
in verbo magistri.* Rien de plus commode que
cette aveugle condescendance. Elle épargne la
peine de réfléchir et de juger par soi-même. Qui
ne sait pourtant que la plupart des principes
qu'on ne comprend pas n'ont été que le résultat
des premières impressions données à l'enfance
ou d'une confiance illimitée aux traditions les
plus réculées ?

J'avoue toutefois que je fus ébranlé moi-même,
tout le premier, dans ma propre doctrine ; je la
trouvai si fort opposée aux opinions reçues, à la
conviction antique et générale; si fort entachée de
certaines apparences qui peuvent donner lieu à
de malignes interprétations, que je suis plus
d'une fois tenté de ne la regarder que comme un
rêve ridicule. Mais ma conviction l'a emporté
enfin, et je hasarde ces quelques lignes : Le jugement qu'en porteront des hommes plus éclairés que moi, sera une décision à laquelle je me

soumettrai sans réserve. Je n'ai d'autre motif dans ce travail que la recherche de la vérité.

D'où nous viennent *les idées*, *le génie*, *l'enten-dement* et toutes les facultés intellectuelles ? d'où émanent-elles ? Quel est l'organe qui en est le siège et le foyer ? Ces questions en paraîtront surprenantes sans doute. Leur solution est don-née depuis si longtemps, qu'on sera scandalisé qu'elles puissent devenir aujourd'hui un sujet de controverse.... C'est à-peu-près un article de foi générale que les *idées*, le *génie*, la *mémoire*, l'*intel-ligence* viennent de la tête et qu'elles ont leur siège dans cet organe. Les uns ont fixé ce siège dans le cerveau, les autres dans le cervelet, d'autres dans les ventricules, la glande pinéale, etc., asser-tions, comme on voit bien, purement gratuites, dénuées de toute espèce de preuves, et qui ne doivent tout leur poids qu'à une longue suc-cession d'état. Les sensations morales prove-naient de la tête, et on l'a crû religieusement, comme on a crû tant d'autres choses, sans trop les approfondir ni les discuter. En établissant ce système, on aurait dû prouver au moins que le *cerveau* avait des qualités particulières pour exercer d'aussi nobles fonctions, que ces prin-cipes constitutifs n'auraient rien de commun avec les autres viscères, qu'ils jouissaient, pour ainsi dire, d'une vie toute spirituelle, enfin, que c'était un organe privilégié à qui *seul* avait été donnée exclusivement la faculté de penser , de sentir et de transmettre ses sensations ; mais, on n'a rien prouvé de tout cela. Si on eut avancé alors que le siège des idées était dans le *cœur*, ou dans le *poumon*, ou dans le *diaphragme*, on l'eut crû vraisemblablement, comme on a crû qu'elles résidaient essentiellement dans la *tête*.

J'avoue que la tête offrait tout ce qu'il fallait pour obtenir cette prédilection de la part de ceux qui la lui accordaient : elle jouit des dons les plus précieux ; les divers sens qui font le charme de l'existence sont concentrés en elle : nous lui devons la vue, l'ouïe, le goût et l'odorat, attributs divins auxquels on est accoutumé par une jouissance journalière, et qu'on n'apprécie véritablement que lorsqu'on en est privé. Elle est encore comme le miroir fidèle de toutes les passions de l'âme. Sa structure même a dû donner pour elle une espèce de sentiment religieux. La nature a pris à son égard des précautions qu'elle négligea pour les autres organes. Elle renferme les parties qu'elle contient dans un espèce de coffre-fort osseux d'une consistance épaisse et solide, et qui les met à l'abri de toute insulte extérieure, et c'est néanmoins cette enveloppe qui , par le moindre éclat et la moindre compression, devient un principe de destruction : tellement est fragile la machine humaine !

Le cœur, les poumons, le foie, l'estomac
sont presque à nu : un faible tégument les revêt
à peine : ils sont sans cesse accessibles à tout
outrage mécanique. La tête seule ressemble à
une place forte armée de tous les moyens de défense, pour faire respecter ce qui se trouve dans
son intérieur. Cette préexcellence dans son organisation fut une des principales causes sans
doute, qui firent placer chez elle, comme en
garnison, les idées et l'esprit. D'autres y fixè-
rent le domicile de l'âme. Cette dernière question
n'est point de mon ressort. Je crois et je m'humilie
devant ce que je ne suis pas dans le cas de comprendre. J'observe seulement qu'on ne doit point
confondre les facultés intellectuelles avec l'âme.

Mais le cerveau est-il véritablement le siège
du génie et des idées ? Est-ce bien lui qui les enfante, ou les reçoit, ou les transmet? N'existe-
rait-il pas un autre organe, plus propre, plus
puissant, plus rempli de vitalité que lui pour
remplir ce grand ministère? Voilà les questions
que j'examinerai avec bonne foi et sans prévention pour mes opinions. Je répète encore qu'elles
ne sont fondées que sur des probabilités, et que
je les soumets à tous les hommes éclairés pour
les apprécier à leur juste valeur.

Qu'on n'attende de moi aucune définition sur
les *idées*, la *pensée*, l'*entendement,* qu'on ne s'at-

tende point surtout à me les voir distinguer en *simples* ou en *complexes*, en *innées* ou *acquises* : à leur assigner leur origine ou dans les *sens extérieurs* ou dans un sens interne : à les attribuer ou à la *sensation* ou à la *réflexion*, etc. etc. — Toutes ces explications scolastiques sont au-dessus de ma portée. Je ne suis pas assez transcendant pour pouvoir expliquer de quelle source proviennent les idées sur l'*infini*, l'*éternité*, l'*immortalité*, la *vertu*, la *béatitude*, la *grâce* et tant d'autres matières qu'on ne peut attribuer ni aux sens ni à l'expérience. Il faut se borner à les croire, sans les approfondir. Pourrait-on plus raisonnablement justifier l'idée qu'on s'est faite sur les *idées* elles-mêmes, *sur la pensée, sur l'entendement?* Et cependant on a défini, on a classé chacune de ces fonctions mentales avec un ordre, une méthode et une précision admirables! on a assigné à chacune d'elles leur puissance, leur attribut, leur étendue et leur limite! Jamais on ne raisonna si bien sur un sujet aussi étranger à toute influence des sens extérieurs! Pour moi, je ne regarde que comme une seule et même chose, que comme un attribut identique et collectif des facultés intellectuelles, ce qu'on appelle *idée, génie, intelligence, entendement.* Je vais signaler la source à laquelle j'attribue toutes ces facultés et l'organe qui m'en a paru le véritable dispensateur. Les quatre propositions suivantes forment toute la base de mon système.

Article premier.

Les *idées*, le *génie*, l'*entendement* de l'homme ne sont qu'une irradiation des principes d'*irritabilité*, de *sensibilité* et de *vitalité* concentrés dans son organisation, et dont le développement est produit par une cause morale ou physique.

Art. second.

Plus un *individu* sera sensible, irritable et abondant en *fluide vital*, plus il doit être riche en *idées*, en *imagination*, en *entendement*.

Art. troisième.

Plus un *organe* paraît doué des principes d'*irritabilité*, de *sensibilité* et de *vitalité*, plus il doit être propre à concourir à l'exercice des facultés intellectuelles.

Art. quatrième.

Plus un organe sera passif, inerte et insensible, plus il doit être étranger et inutile à l'*exercice* de ces mêmes fonctions.

Si ces théorèmes étaient adoptés, il ne s'a-
girait plus que de savoir, si le cerveau à qui on
a délégué l'empire du génie et de l'intelligence
est le plus sensible, le plus irritable, le plus vital
des organes de l'homme.

CHAPITRE PREMIER.

LE CERVEAU N'EST NI LE PLUS SENSIBLE, NI LE PLUS
IRRITABLE, NI LE PLUS VITAL DES ORGANES DE L'HOMME.

Il n'est pas le plus irritable, ni le plus sensible.

Les diverses expériences faites, tant sur les animaux que sur l'homme lui-même, ne laissent pas de doute sur cette question.

Des anatomistes ont irrité, piqué et enlevé des portions de cerveau dans des animaux vivants, sans qu'ils aient donné aucun signe de douleur ni de sensibilité. C'est la pie et la dure-mère qui paraissent en être seules susceptibles.

Dans des plaies de la tête, chez les hommes, on a tranché et enlevé des portions considérables de cet organe, sans que le patient ait paru éprouver aucune douleur.

2

On a versé sur le cerveau des substances caus-
tiques et corrosives, sans qu'il ait paru sensible
à leur action.

Ce n'est donc point dans le cerveau qu'existe
cette sensibilité exquise , cette irritabilité profonde, cette vitalité énergique qui sont nécessaires à la création et au développement des idées
et du génie. Il paraît même , par sa contexture
molle, inerte et passive, que la nature ne voulut
jamais lui confier cet emploi.

La faculté de sentir, de penser ne paraissant
donc appartenir ni à la substance *corticale* , ni
à la médullaire , ce sera probablement aux *nerfs*
qui en sortent qu'on voudra attribuer cet avantage. Mais si cela pouvait être vrai , il faudrait
qu'on m'accordât alors qu'on pense aussi dans
la région du *cou*, car il y a les nerfs cervicaux ;
qu'on pense dans la région du dos, car il y a
les nerfs dorsaux ; qu'on pense dans la région
du *sacrum*, car il y a les nerfs sacrés , etc. etc.
Ces innombrables rameaux dérivent tous de la
moëlle alongée. La tête ne serait donc plus désormais le siège unique et exclusif du génie et
de la pensée, et la colonne vertébrale aurait
bien plus de part qu'elle à cette noble prérogative , puisqu'elle donne naissance dans tout son
trajet à beaucoup plus de nerfs que la tête.

Mais je veux accorder que ce soit dans les nerfs que réside la puissance sensitive et intelligente ; je ferai voir bientôt quel est le viscère qui est véritablement le grand foyer où ils viennent tous aboutir et se confondre.

LES LÉSIONS DU CERVEAU N'INFLUENT PAS PLUS SUR L'EXERCICE DES FACULTÉS INTELLECTUELLES QUE LES LÉSIONS DE TOUT AUTRE ORGANE.

M'objectera-t-on que la tête est tellement le siège des facultés intellectuelles qu'un coup, qu'une chute sur cet organe détruit entièrement l'usage de ses facultés ? Cette objection reste sans force, si des lésions sur d'autres organes ou sur l'ensemble de toutes les fonctions produisent les mêmes effets.

Or, n'est-il point prouvé que dans des lhypothimies graves, dans des asphixies momentanées, dans des douleurs extrêmement vives, dans des fièvres ataxiques profondément débiliteuses, le sujet perd, pendant un temps plus ou moins long, l'usage de la pensée et de la raison ! On a vu, dans le dernier cas, des malades rester dans un espèce d'ébêtement et de stupidité, des années entières, ne donnant plus aucun signe d'intelligence et de discernement, et n'en recouvrer l'usage qu'après une suffisante restauration des forces vitales. On a vu les mêmes effets se manifester , après l'impression d'une terreur subite et violente.

Dira-t-on que toutes ces altérations se passent exclusivement dans la tête , parce qu'elle est le *centre commun* où tout vient aboutir et d'où partent toutes les irradiations qui vont porter le trouble dans toutes les fonctions ? Mais que répondrait-on à celui qui ne voudrait voir ce *centre commun* que dans le cœur , ou dans le foie , ou dans la rate. Il y a autant de motifs de probabilité d'un côté que d'un autre. Cette première réfutation ébranle déjà furieusement la suprématie de la tête et sa domination.

IL N'EST POINT L'ORGANE LE PLUS NOBLE ET LE PLUS ESSENTIEL A LA VIE.

Dira-t-on que la tête mérite cette domination spirituelle , parce qu'elle est la partie la plus noble , la plus essentielle à la vie de l'homme.

J'avoue qu'elle est le siège des organes qui sont la source de jouissances diverses : la vue, l'ouïe , le goût , l'odorat résident en elle , et c'est peut-être les diverses sensations qui dérivent de ces organes qu'on a confondues avec l'exercice des facultés intellectuelles ? Ce

serait pourtant là une étrange erreur ! car on
voit des aveugles, des sourds, des muets de
naissance qui pensent très-bien , qui expri-
ment très-bien leurs idées par des signes : de ce
qu'ils ne peuvent assigner la couleur ou la forme
des corps qu'ils n'ont jamais vu , aurait-on cru
pouvoir conclure que leurs sens internes ne pou-
vaient s'appliquer sur d'autres objets ? Cette erreur serait pire que la première !

Je conviens encore que c'est sur la figure que
réside la beauté et que viennent se réfléchir les
diverses passions de l'âme ; mais cela ne prouve
nullement que c'est de la tête qu'elles émanent:
elle peut les réfléchir, sans les produire. De
beaux yeux , de jolies dents , des oreilles et un
nez bien faits n'ont rien de commun avec le
génie : ce ne sont point les plus beaux hommes
et les plus jolies femmes qui sont les plus spiri-
tuels , ordinairement. Aussi tous ces attributs
extérieurs, toutes ces sources de sensations matérielles ne peuvent être confondues avec cette
puissance spirituelle , cette irradiation comme
divine qui fait penser ou raisonner.

IL N'EST POINT LE PLUS VITAL.

Il ne m'est point prouvé aussi que la tête soit
plus essentielle à la vie que certains autres

organes. Le sublime architecte de la machine humaine arrangea tout de manière que les uns ne pussent se passer des autres , et que ce fut de leur concours général et de la régularité des fonctions que chacun a à remplir , que résultât l'état de force, de santé et de vie. Le cœur, sous ce rapport, me paraît être le plus noble et le plus indispensable de tous. Aucune atteinte , aucune lésion même la plus légère , ne peut s'exercer sur lui , sans qu'elles soient suivies de la mort. Qu'on ouvre l'aorte, ou une oreillette , ou une des ventricules , la vie est éteinte à l'instant. Le cerveau n'offre pas au contraire cette suprême prérogative. J'ai vu un homme (de Graus , département des Bouches-du-Rhône), à qui on avait abattu d'un coup de sabre , pendant les troubles politiques , tout le *pariétal* gauche , avec une grande portion de la masse du cerveau. Il portait ce pariétal dans son portefeuille , et il le fesait voir à tout venant : il me l'a montré pluseurs fois , et il vivait ! Je doute qu'il eût pu faire la même démonstration , si on lui eût enlevé le plus petit lambeau du cœur. J'en ai vu un autre (Castres , l'invalide) , grenadier à la quarante-cinquième demi-brigade , qui reçut à l'armée d'Italie une balle qui pénétra par le *sinus frontal droit* , et vint sortir sous l'*apophise mastoïde* gauche. A coup sûr si la même balle lui eût tarversé le cœur de la même manière , ce brave ne serait pas aujourd'hui dans la succur-

sale d'Avignon. Un homme peut donc vivre en
ayant perdu une portion considérable de la masse
cérébrale, et il succombe infailliblement, si on
lui enlève la moindre portion du cœur, des poumons, ou de l'estomac. Le cerveau n'est donc
point l'organe le plus indispensable à la vie. Il n'est
pas d'autre part, le plus sensible, ni le plus irritable ; serait-il donc si absurde de lui enlever la
possession de toutes les facultés intellectuelles, et
de les accorder à un autre organe plus sensible,
plus irritable et plus vital que lui ?

Je pourrais citer encore beaucoup d'observations qui ne laisseraient aucun doute sur la
non-vitalité du cerveau ; je me borne à consigner
ici celle que *Baglivi* rapporte d'après *Zacutus
Lusitanus:* « Decennis puer percussus est ense in
« parte posteriore capitis : passus est vulnus
« cum incisione ossis velaminum et *deperditione*
« *substantiæ cerebri*; nam hæc exivit quantitate
« unius *nucis*; curatus cumvaluit citrà noxam :
« sed post tres annos hydrocephalo correptus,
« moritur. Apertum caput, *sine cerebro inventum*
« *est*. Dura, meniux, duplicata apparuit. Habe-
« bat in se aquam limpidissimam, boni odoris
« et gustata ab adstantibus insipidi saporis. (Za-
cuti Lusitani, tome 2ᵐᵉ, praxis medicæ mira-
bilis, liber 1ᵇ, observatione 5º.)

Bacchettoni, dans son cours d'anatomie medico-

théorique , s'exprime en ces termes sur le même
« sujet: « Plures hæc de re observationes ad-
« duci possent , *quòd inventa fuerint capita sine*
« *cerebro , et medullâ oblongatâ , et tamen vixe-*
« *rint.* » (Bacchetloni anatomia theoritica pra-
tica , caput 4° , de officio cerebri , page 260.

Il serait difficile , je crois , de pouvoir citer
des vérités plus accablantes contre la suprématie du cerveau ; car si des individus qui avaient
perdu une partie de la masse ont vécu ; si d'autres qui ont été privés de sa masse entière , ont
aussi vécu *citrà noxam*, il est bien prouvé alors
que cet organe n'est pas le plus essentiel à la vie:
d'autre part , si ces sujets qui ont subi cette sous-
traction ou entière ou partielle de leur masse
cérébrale n'ont pas moins éprouvé les sensations , les intuïtions et les affections morales
qu'ils éprouvaient auparavant , il sera bien
prouvé aussi que ce n'est point en lui que résident les puissances sensitives et intellectuelles.

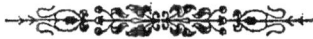

CHAPITRE SECOND.

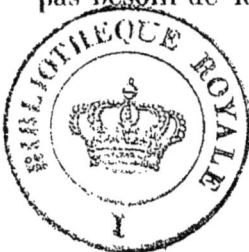

L'ESTOMAC EST LE PRINCE DE TOUS LES ORGANES, PAR SON INFLUENCE PHYSIQUE ET PAR SON INFLUENCE MORALE : IL EST LE PÈRE NOURRICIER DE TOUT LE CORPS.

Influence physique.

Quel sera cet organe ? celui dont toutes les fonctions sont indispensables à celle de tous les autres, qui leur donne à tous le mouvement et la vie, celui qui prépare le sang pour le cœur, la bile pour le foie, la semence pour la propagation de l'espèce ; celui dont la moindre altération produit l'altération générale, celui qui est le centre commun de toute sensibilité et de toute irritabilité, celui enfin d'où paraissent éclore tous les sentimens, toutes les passions qui font le bonheur ou le tourment de la vie. Je n'avais pas besoin de le nommer, *c'est l'estomac.* C'est

3

ici le véritable souverain , le prince de tous les organes. Son empire est absolu. Que deviendraient-ils , s'il ne leur transmettait des sucs réparateurs , s'il ne veillait à leurs conservations par un travail journalier et permanent ? Que deviendraient-ils , s'il leur refusait un seul instant les principes de vie que lui seul est capable d'élaborer ? Il est donc le véritable auteur de la vie commune. Cette vérité est connue de tous, et pour la sentir , il ne faut pas être médecin. Le bon Lafontaine la soutint dans un apologue inimitable , comme tout ce qui est sorti de sa plume. Il prouve que la *royauté animale* est dans l'estomac : lorsqu'il créa la conjuration des membres contre une partie du corps , il ne les fit conspirer ni contre le cœur , ni contre le foie, ni contre la tête, mais bien contre l'estomac.

» Je devais, par la royauté,

» Avoir commencé mon ouvrage,

» A la voir d'un certain côté ,

» *Messer Gater* en est l'image,

» S'il a quelque besoin , tout le corps s'en ressent.

LAFONT. livre 3 , fable 2.

L'ESTOMAC , CENTRE COMMUN DE TOUTES LES LÉSIONS.

C'est dans l'estomac que Lafontaine vit une souveraineté incontestable. Aussi les autres or-

ganes la reconnaissent-ils d'une manière solen-
nelle. Ils sentent qu'ils doivent tout à sa puissance, et qu'ils doivent tout rapporter à elle.
Aucun d'eux n'est contristé dans ses exercices,
n'est lésé dans ses fonctions, sans qu'il vienne
s'en plaindre à lui et lui demander secours contre la force ennemie. (1) Il n'est jamais sourd à
leurs douleurs, et son état de souffrance particulière va fournir les moyens de distinguer nettement et de classer avec précision celle des
autres..... Que le cerveau soit malade, qu'il soit
affecté d'un coup, d'une chute grave, d'une mi-
graine même légère, c'est sur l'estomac qu'il
fait réfléchir sa douleur, et l'estomac en devient
l'interprète par des spasmes, des agitations, des
mouvements si convulsifs, que tout son être en
est ébranlé et qu'il semble réagir sur lui-même.

Que le foie, les reins, la vessie ; que la matrice soient sérieusement lésées, c'est l'estomac
qui, par des angoisses et des vomissements douloureux, nous avertit du danger dont ils sont
menacés : il sonne l'alarme pour eux.

Que la femme donne la vie à un nouvel être,

---

(1) Poutau (*œuvres posthumes*), regarde l'estomac comme le centre
de la sensibilité morale, attendu l'impression forte que lui font éprouver les violentes passions : il le regarde aussi comme le noyau de la sensibilité physique.

c'est encore lui qui sonne l'heure de la conception et signale cette grande époque par un orage
solennel.

Enfin que la machine entière touche au moment de sa dissolution, c'est encore lui qui signale l'abandon prochain de la vie. Il agit, il
s'anime, il se fait donc entendre depuis qu'elle
commence jusqu'à son dernier terme.

L'ESTOMAC PARLE A SA MANIÈRE.

Je m'abuse peut-être dans ma prédilection,
mais il me semble que l'estomac a encore sur les
autres viscères une manière d'être, de sentir
et de s'exprimer qui n'appartient qu'à lui. Il
possède, si j'ose le dire, des sons, un langage,
une voix qui lui sont propres, et qui expri-
ment énergiquement ou ses besoins ou sa sa-
tisfaction. Ne l'entend-t-on pas pousser des cris
de détresse, si on le prive trop longtemps de ce
qu'il a droit d'exiger pour sa conservation ? Ne
l'entend-t-on pas gronder et murmurer, si on ne
lui présente que des substances ou insuffisantes
ou dangereuses ? il se soulève même d'indigna-
tion contre celles qui lui répugnent. Il atteste
hautement qu'il compatit aux passions de
l'homme : il s'attriste, il gémit sur un amour

malheureux , il tonne contre le refus de la jouissance, et les phénomènes qui accompagnent les
hystéries ou les *vapeurs* ne sont que les résultats de son mécontentement et de son indigna-
tion. Il prouve dans toutes les grandes occasions,
qu'il est sensible et intelligent. Quel est l'individu qui, ayant bien apprécié les diverses sensations qu'il éprouve par une bonne ou mauvaise
nouvelle, par un spectacle agréable ou déchi-
rant, n'a pas acquis la conviction intime que la
première impression n'ait lieu sur l'estomac ?
Quel est celui qui, dans un transport de colère,
un accès de jalousie, ou un élan de courage,
n'a pas senti que tout cela vient de la région
épigastrique ? Cette région est encore l'asile de
la mélancolie, de la tristesse et de la terreur.
C'est donc sur ce foyer vital que viennent également se confondre et les causes physiques et les
causes morales, et lorsque leurs actions sont
trop énergiques, son abattement, sa défaillance
et la mort générale en sont les suites. C'est encore de cette manière qu'il atteste puissamment
sa vie. Il n'y a que l'estomac qui ait ce langage
et cette expression. Le cerveau qu'on a voulu
préférer à lui est sourd et muet. Il ne donne
aucun signe de vie au milieu de toutes ces tem-
pêtes. Cette supériorité de l'estomac a évidemment sa source dans les principes de sensibilité
et d'irritabilité dont il jouit.

L'ESTOMAC EST LE CENTRE COMMUN DE TOUTE SENSIBI-
LITÉ ET DE TOUTE IRRITABILITÉ.

C'est une vérité généralement reconnue jusqu'à ce jour que les nerfs sont le siège primitif
de toute sensibilité et de toute irritabilité animale. Les expériences anatomiques et physiolo-
giques l'ont suffisamment démontré.

Plus donc un viscère, quel qu'il soit, pré-
sentera dans son organisation, une aggloméra-
tion, une réunion de troncs, de rameaux, de
filamens nerveux, plus il devra jouir des attributs dont ils sont pourvus eux-mêmes : ce viscère sera comme le foyer où ils viendront dépo-
ser leurs puissances vitales.

L'estomac possède, plus que tout autre, cette
constitution éminemment nerveuse. C'est peu
de recevoir une foule de rameaux nerveux qui
sortent de la tête, il en reçoit aussi des *cervicaux*, des *intercaustaux*, et de tous ceux qui
prennent naissance de la *moëlle épinière*. Il n'en
est presque aucun qui, directement ou indirec-
tement, n'aient quelque contact avec sa capacité.
Il semble que cette grande famille ait pris plaisir
à s'agglomérer sur lui et à lui donner une existence aux dépens de la sienne propre ; elle s'é-

teint, pour ainsi dire, dans ce rendez-vous général. Aussi la substance de l'estomac ne paraît
être qu'une membrane purement et entièrement
nerveuse, une expansion, un développement
de tous les nerfs, il ne faudra donc plus être
étonné qu'il prodigue avec tant de profusion les
principes qui forment son essence, et que cette
organisation spéciale l'ait rendu le plus sensible
et le plus irritable de tous les organes.

Tous ces développemens prouvent suffisamment que l'estomac est le roi du corps, que tous
les autres viscères ne vivent que par lui, qu'il
est le centre commun de toutes leurs lésions,
qu'il est le seul à exprimer ces sensations, qu'enfin il est le plus nerveux et le plus irritable de
tous : voyons à présent, si on ne peut pas lui
attribuer raisonnablement le domaine et l'exercice exclusif des facultés intellectuelles.

CHAPITRE TROISIÈME.

INFLUENCE MORALE.

Subordination entière des facultés intellectuelles aux diverses situations de l'estomac.

Ce ne sera que sur des inductions et des probabilités, je le répète encore, que reposera la suprématie que je réclame pour l'estomac, mais comme celle qu'on avait accordée au cerveau n'était établie que sur la même base, je laisserai à décider quel est celui des deux qui en réunit une masse plus forte et plus imposante. L'estomac sera le régulateur et le dispensateur des facultés intellectuelles, si ces mêmes facultés paraissent entièrement subordonnées et assujéties à sa maniere d'être et aux diverses situations où il se trouve (1).

(1) Magister artis, ingenique largitor venter. *Perse.*

Si , par exemple, l'estomac étant dans un
état de langueur ou d'altération profonde, le
jugement et la pensée paraissent subir comme
lui , cet état d'altération ou de langueur.

Si l'estomac offrant l'appareil de l'énergie et
de la force, les facultés intellectuelles présentent la même *tonicité* et la même vigueur que
lui.

Cette corrélation, cette subordination une fois
prouvée , il sera raisonnable de croire que l'estomac a un contact et une influence bien plus
directe sur les *idées* que le cerveau qui n'offre
jamais qu'une physionomie inerte , passive et
indifférente à toutes les affections morales.

LES FACULTÉS INTELLECTUELLES OU FAIBLES, OU ENTIÈRE-
MENT NULLES , LORSQUE L'ESTOMAC EST DANS UN ÉTAT
DE FAIBLESSE , OU DE LÉSION PROFONDE.

1o L'expérience journalière démontre que, si
l'estomac souffre ou languit, l'entendement, le
génie , la mémoire souffrent et languissent à
leur tour.

2o Qu'on ne donne point à un homme la
quantité d'alimens nécessaire aux besoins de l'es-

4

tomac, *l'atonie intellectuelle* ne tarde pas à se manifester.

3° Qu'on lui refuse entièrement les moyens de réparation, qu'on le laisse tomber dans une inanition complète, ses facultés intellectuelles tombent dans la même inanition et semblent perdues sans retour. Il n'y a plus ni mémoire, ni entendement, ni puissances pour imprimer aucunes sensations.

4° Que l'estomac soit profondément lésé dans une fièvre adynamique ou une fièvre ataxique, on voit la raison, l'intelligence s'obscurcir et s'égarer promptement. Ce sont des propos désordonnés, incohérens, des plaintes, des menaces, des délires furieux qui prouvent tous l'absence du bon-sens et de la raison ; quelquefois un silence profond, un mutisme complet qui viennent corroborer la même preuve.

5° L'altération de cet organe est quelquefois si profonde, son influence mentale est si puissante qu'on a vu, à la suite des fièvres nerveuses (malignes) longues et imminentes, le sujet qui en avait été atteint rester dans un état d'hébêtement et d'idiotisme, des années entières, et ne recouvrer l'exercice de la mémoire et du discernement qu'après le rétablissement complet de l'estomac et des forces digestives.

6° Que l'estomac soit affecté par quelque substance delétère ou vénéneuse, la confusion des
idées, le délire, la perturbation mentale ne tar-
dent point à se manifester ; c'est ce que j'ai observé chez cinq à six enfans qui avaient mangé
par ignorance des graines de *jusquiame*. Ils ressem-
blaient à de petits fous par leurs extravagances
et leurs propos déréglés ; c'est ce que l'on observe
encore chez ceux qui ont mangé de l'*ergot* dans le
pain. L'action du vin et des liqueurs prises en
trop grande quantité et poussée à l'état d'ivresse
produisent les mêmes résultats.

7° Quel est le praticien qui n'a pas été témoin
des pertes de connaissances soudaines ou d'éga-
remens furieux, à la suite d'une administration
imprudente de substances narcotiques et surtout
de l'opium ? Le malade jouissait un instant auparavant de toute sa raison et de tout son bon
sens, et à peine l'estomac a-t-il reçu cette impression pernicieuse que l'un et l'autre se tai-
sent ou se troublent.

8° Qu'une nouvelle affligeante, qu'un spectacle pénible viennent suspendre brusquement les
fonctions digestives de l'estomac, la même perturbation mentale éclate soudainement.

Il résulte de ces réflexions que tous les agens
physiques ou moraux exercent directement leurs

actions sur l'estomac et que c'est d'après les lésions qu'il en éprouve que les facultés intellectuelles ou s'altèrent ou disparaissent entièrement. (1) Il a donc une influence immédiate sur elles. Le cœur, le foie, le cerveau surtout sont étrangers à tous ces phénomèmes ; c'est dans l'estomac seul que se passe cette grande scène. Lui seul est donc le véritable régulateur et dispensateur de la puissance morale. Nous avons vu les effets qu'il exerce sur elle par son état d'atonie et de faiblesse. Examinons à présent quels sont ceux qu'il lui imprime par son état de force et de tonicité.

Quel est le moment où l'homme développe le plus de génie et de sagacité, où ses idées et sa conception déploient le plus de force et d'élévation : c'est celui où l'estomac excité par un stimulus énergique semble reprendre une nouvelle vie et la transmettre aux puissances physiques et morales ? Avant de prendre ces alimens répa-

(1) J'écris au souscrivant comme de raison. Mais tout cela n'est que *vanitas vanitatum*. Quand la machine est épuisée, c'est une plaisante chose que la *pensée* dépende absolument de l'estomac, et que, malgré cela, les meilleurs estomacs ne soient pas les meilleurs penseurs. 54me *lettre de Voltaire à d'Alembert, du 20 auguste 1770.*

Ce souscrivant était le roi de Prusse, qui avait envoyé à d'Alembert 200 jouis, pour la statue de Voltaire qui devait être placée dans la salle des séances de l'Académie. Le roi de Danemarck, celui de Suède, l'impératrice de Russie souscrivirent aussi.

rateurs, cette liqueur généreuse, cet homme
était morne, taciturne, il semblait privé de toute
conception; mais à peine sont-ils arrivés à son
estomac, ont-ils exercé sur lui leur action répa-
ratrice, qu'une nouvelle activité vient animer
toute l'organisation, et que la puissance intellectuelle naguère éteinte semble ressusciter sou-
dain. Cette existence purement automatique,
quelques instants auparavant, est subitement
transformée en une existence toute spirituelle,
si je puis m'exprimer ainsi.

Qui ne peut nier que ce ne soit au milieu des
repas joyeux, qu'on voit développer les talents
les plus rares, les connaissances les plus variées,
l'éloquence la plus brillante? On ne parle jamais mieux qu'à table. C'est là que les idées, la
mémoire, des inspirations comme surnaturelles
viennent éclater de toutes parts. Les liqueurs,
le café semblent enfanter le génie. Combien de
savans, qui ne peuvent penser, composer rien
de bon et de nerveux, s'ils ne sont secourus par
des boissons aromatiques et généreuses! Sans
ces auxiliaires leur génie est languissant et
éteint.

Corroborons cette influence morale de l'estomac par quelques réflexions cliniques.

Quel est le praticien qui n'a point observé la

perte de toutes les facultés intellectuelles , dans
les *asthénies* profondes ? et la présence et le retour
de ces mêmes facultés , après quelque breuvage
énergique et excitant ? qui n'a point observé ,
dans des affections *comateuses*, la même disparu-
tion et le même retour des facultés intellectuelles,
par les mêmes procédés ?..

Qui n'a pas été témoin des mêmes résultats ,
dans des évanouissemens ou des lypothimies
graves ?

Qui n'a point rappelé la parole qui semblait
perdue , ou fait taire des délires furieux occa-
sionnés par le vide ou l'inanition de l'estomac,
à l'aide d'un régime réparateur ou de quelque
boisson spiritueuse ?

A la suite de superpurgation, d'hémorragies
terribles , de pertes de semences habituelles ,
qui n'a point vu les facultés intellectuelles entièrement anéanties et rendues à leur état natu-
rel par des remèdes toniques et restaurants ?

Qui n'a pas rappelé l'esprit et la raison éga-
rées par l'influence de douleurs excessives , en
apaisant les mêmes douleurs avec quelques
grains d'opium ?

Qui n'a pas étouffé par le même secours , des

desseins dangereux, des résolutions insensées
qui annonçaient clairement *l'absence de toute idée
saine et de toute raison* ? .

Qui n'a point dissipé des aberrations mentales produites par l'amour ou la jalousie, en agis-
sant sur l'estomac par des moyens ou stimulants
ou anodins ?

D'après toutes ces réflexions, il me paraît
prouvé que c'est toujours à la manière d'être
et aux diverses situations où se trouve l'estomac
que sont subordonnées les *idées*, l'*intelligence* et
la *raison*.

Qu'elles sont fortes, énergiques, si *l'estomac*
se trouve dans un état de force et d'énergie.

Qu'elles sont faibles ou entièrement éteintes,
s'il est dans un état de débilité ou de lésion profonde.

Que lui seul les ressuscite, lorsqu'elles sont
éteintes ; les ramène à l'ordre, lorsqu'elles s'en
sont écartées (**1**).

---

(1)   Avec le sang, l'âme se renouvelle,
        Et l'*estomac* gouverne la *cervelle*.

        (*Voltaire à madame Denys*, *pag.* 819 *v.* 2.)

Que lui seul , par sa vitalité , opère ce retour et cette harmonie.

Que c'est sur lui seul que sont dirigés les agens intermédiaires par lesquels on obtient ces résultats.

Qu'aucun autre organe n'est appelé , ni employé pour exercer cette influence.

Je suis donc en droit de conclure que c'est mal-à-propos qu'on a regardé jusqu'à ce jour le *cerveau* comme le siege des facultés intellectuelles.

Que c'est l'*estomac* seul qui en est le dispensateur et le régulateur.

Que c'est lui qui est véritablement le *pars-mandans* de ces mêmes facultés.

Que c'est lui seul enfin, qui, par sa sensibilité, son irritabilité et sa vitalité, a été spécialement pourvu de ce privilège , par la prévoyance de l'auteur de tous les êtres.

Si ces conjectures étaient fondées , quels sujets de méditation n'offriraient-elles pas pour le traitement des maladies mentales ?

On a toujours regardé *la tête*, comme le théâ-

tre des aberrations qui caractérisent ces lésions,
et cependant elle n'en serait tout-au-plus que le
pars-recipiens. L'estomac en serait le véritable
pars-mandans : division des anciens qu'on a trop
oubliée de nos jours !...

Ce serait lui qui serait le grand et unique foyer
de ces lésions :

Lui qui enfanterait les manies, l'idiotisme
et les passions erotiques :

Lui qui nourrirait la tristesse, l'hypocondria-
sie et les déplorables desseins d'attenter à son
existence :

Lui d'où émaneraient l'amour, la pitié ou la
barbarie :

Lui enfin à qui tous les actes vertueux ou
criminels devraient leur origine.

Ce serait donc lui qu'il faudrait guérir, et non
la tête.

N. B. Il paraît que le docteur Wan-Rotterdam, professeur en médecine
à *Gand*, a la même opinion sur l'influence de l'estomac, puisqu'il a dit,
dans un discours pour l'ouverture des écoles : « *Cette idée déplaît à mon
estomac.* » (novembre 1818.) Le *vrai libéral* censura le docteur sur cette
proposition, mais il le fit d'une manière fort gauche, et qui prouvait bien
qu'il était fort peu *libéral* en connaissances médicales, « *Ne sutor ultra
crepidam.*

On voit donc toujours l'estomac jouer le premier rôle dans toutes les affections morales ou
physiques. Il a donc sur tous les autres organes,
une préséance et une supériorité décidées.

On a dit de tous les temps, *mens sana*, *in cor-
pore sano*. Ce n'était point le corps qu'il fallait
investir de cette puissance, mais seulement l'es_
tomac. « *Mens sana*, *in stomacho sano.* »

RÉPONSES

AUX QUATRE OBJECTIONS QU'ON A FAITES A MON SYSTÈME

SUR LA

PRÉÉMINENCE DE L'ESTOMAC SUR LE CERVEAU, COMME SIÈGE DE TOUTES LES FACULTÉS INTELLECTUELLES.

1re *objection.* « Plus un homme jouit d'une
« *constitution forte et robuste*, plus il doit abonder
« en principes de sensibilité et d'irritabilité, et
« par conséquent, en *génie*, en *mémoire*, en *in-*
« *telligence*, et cependant l'expérience journa-
« lière nous démontre le contraire.

Réponse. Ce n'est ni la *grandeur*, ni la *grosseur*,
ni la *torosité* d'un individu, qui doit donner des
conjectures raisonnables sur le plus ou le moins
de principes *d'irritabilité*, de *sensibilité* et de *vi-*

talité qu'il possède. Ce n'est pas parce qu'un autre sera faible, malingre et délicat qu'on pourra
présumer qu'il est moins riche et moins pourvu
de ces mêmes principes. Combien d'hommes
taillés en hercules, qui sont des stupides et des
sots? Combien d'autres, qui semblent n'avoir
reçu qu'un développement incomplet d'organisation et n'être que des fantômes à peine animés,
qui pétillent néanmoins de génie et de science?
Chaque individu prouvera quelle est la portion
qu'il a reçue de *sensibilité* et d'*irritabilité*, par le
développement qu'il en fera pendant sa vie; ces
attributs sont relatifs à chaque organisation in-
dépendamment des proportions et des dimen-
sions dans les formes. Ce sont des facultés oc-
cultes qui ne sont nullement subordonnées aux
corps et aux *masses*.

2me *objection.* « On voit des fous ayant de fort
« bons estomacs, fesant parfaitement leurs
« fonctions digestives; donc l'estomac n'est pas
« le siège des lésions mentales.

Réponse. Objecter qu'on voit des fous, des
insensés, des furieux avec de bons estomacs et
faisant parfaitement leurs fonctions, ce n'est pas
raisonner en homme de l'art. Il faut être entièrement étranger à ses principes les plus communs
pour émettre une pareille opinion. Qui peut garantir à mon adversaire que cet organe est dans

l'état de santé et d'intégrité où il le suppose?
L'a-t-il vu? L'a-t-il exploré? Armé d'un micros-
cope, a-t-il traversé le derme et les tégumens pour
constater sa véritable situation? Pour parler avec
assurance, il faudrait au moins avoir pu faire cette
investigation !

Mais à défaut de ces moyens de conviction,
nous avons des signes qui ne laissent aucun doute
sur les lésions graves et permanentes de cet organe. Tous les hommes qui donnent leurs soins
à ces infortunés observent journellement que
les uns sont attaqués d'une *boulimie* dévorante et
que rien ne peut rassasier la voracité de leur ap-
pétit, et les autres d'une *anorexie* complète, c'est-
à-dire d'un dégoût mortel pour tous les alimens :
que les uns éprouvent les constipations les plus
opiniâtres, et les autres des déjections alvines
les plus immodérées. Si un pareil état de choses
annonce de bons estomacs et faisant parfaitement
leurs fonctions, je ne sais qu'y entendre.

3ᵐᵉ *objection.* « Le cerveau est tellement le
« siège des facultés intellectuelles, que, lorsqu'il
« y a lésion ou compression de cet organe, tou-
« tes ses facultés disparaissent et qu'elles ne re-
« prennent leur empire que lorsque ces causes
« matérielles ont cessé d'exister. »

Réponse. Voilà l'objection victorieuse ! Le

cerveau est tellement le siège des facultés intellectuelles, que lorsqu'il y a lésion de cet organe, toutes ses facultés disparaissent... C'est
là le grand cheval de bataille de nos séïdes de la
prééminence cérébrale. Le système est peu édi-
fiant de la part d'hommes si délicats pour tous
les dogmes anciens ! Il subordonne visiblement
l'esprit à la matière. Mais l'explication physio-
logique de ce phénomène servira à mettre dans
un plus grand jour encore, le véritable siège des
facultés intellectuelles.

Le cerveau étant une masse inerte et insensible, ce n'est point à sa lésion ou à sa compression qu'il faut attribuer l'absence momentanée
de la sensibilité et de la raison, mais bien à la
compression des nerfs qui sortent de la tête et
de la moëlle allongée dans tout son trajet. Les
nerfs vont presque tous aboutir à l'*estomac* et
c'est dans cet organe que se passe réellement la
perturbation ou la cessation des puissances mentales ! Dans les plaies cu les lésions de la tête, ce
n'est point elle qui paraît souffrir ; du moins elle
ne se plaint pas. L'estomac seul donne des signes
d'une irritation et d'une sensibilité profondes :
les convulsions, le vomissement, le hoquet en
sont des preuves non équivoques. Si la compression de la masse cérébrale était la véritable
cause de la perte des facultés intellectuelles, cette
compression venant à cesser, les facultés devraient

revenir ; et cependant combien d'exemples où, après l'opération du trépan et l'élévation de l'os qui pressait le cerveau, le malade n'a recouvré ni la raison ni la vie ? on aurait dû pourtant obtenir un résultat contraire, si le cerveau eût été le véritable siège de la lésion.

Le fameux *Dessault* avait pressenti cette vérité, sans l'avoir démontrée. Ayant remarqué que l'opération du trépan était presque toujours funeste à l'Hôtel-Dieu de Paris, il l'abandonna entièrement, pour lui substituer l'*émétique* fréquemment répété ; il ne s'occupa plus de la tête ; il dirigea toute son action sur l'estomac exclusivement. Dans ces affections cérébrales, c'est donc l'estomac qui est essentiellement lésé : ce sont les nerfs qui en forment tout le parenchyme qui sont réellement dans un état de torpeur et d'oppression. L'excitation soutenue qu'exerce sur eux l'action de l'émétique, leur rend le ressort et la vie qu'ils avaient perdus. La lésion cérébrale n'est que secondaire et symptomatique, elle existe essentiellement et virtuellement dans l'estomac. Si donc, après avoir agi et travaillé sur la tête, les facultés mentales ne se rétablissent pas, et qu'elles se développent au contraire avec énergie après l'irritation et le stimulus appliqués sur l'estomac, n'est-il pas évident que c'est lui seul qui jouit de la puissance spirituelle ?

4ᵐᵉ *objection*. « Si la tête n'était pas exclusive-
« ment le siège de l'intelligence et de la raison,
« pourquoi , dans les *travaux d'esprit excessifs*,
« cette partie seule est-elle tendue , échauffée et
« douloureusement affectée. »

Réponse. Cette objection est la plus faible de
toutes. Dans les travaux d'esprit excessifs, la
tête ne souffre pas par l'influence des opérations
spirituelles, mais bien par l'influence des opérations *mécaniques*. L'application continuelle des
yeux, en lisant ou en écrivant, doit reporter un
sentiment douloureux sur les nerfs optiques ,
sentiment qu'ils communiquent à tous ceux avec
lesquels ils sont en contact. En outre , la situation de la tête toujours penchée en avant doit
y faire aborder le sang avec plus d'abondance et
l'affecter douloureusement, en engorgeant tous
les sinus et les vaisseaux qu'elle renferme; enfin
l'altération qu'éprouvent toutes les fonctions ani-
males étrangères à la tête, par une forte application des sens externes , peuvent coopérer à ce
mal-être.

N'a-t-on pas la tête tendue et échauffée après
l'avoir exposée à un soleil trop ardent , ou avoir
fixé ses rayons? N'éprouve-t-on pas la même
sensation pour être resté seulement dans un
appartement chauffé par un poële trop ardent?
et cependant on n'a fait aucun travail d'esprit?

N'éprouve-t-on pas enfin la même affection douloureuse par une cause toute contraire? par l'impression subite d'un froid glacial? et cependant on n'a fait aucun travail d'esprit! Les hommes de lettres, par suite de leur état sédentaire, sont principalement affectés de constipations et d'hemorroïdes. Ces lésions sont essentiellement dues à des travaux excessifs. Faudrait-il conclure de là que l'intelligence et la raison ont leur véritable siège dans la région hypogastrique? Il y a une vérité plus incontestable, c'est que les écrivains, les littérateurs, les hommes enfin pour qui l'étude est une occupation journalière souffrent de l'*estomac*, plus que de tout autre organe. Qu'ils en détruisent les ressorts, qu'ils finissent par ne plus digérer, et qu'on est obligé de leur défendre toute occupation littéraire pour rétablir leurs forces digestives. L'épuisement où tombe cet organe par le développement immodéré de tous les germes d'*intelligence*, de *génie* et de *raison* ne prouve-t-il pas incontestablement que c'est de lui qu'ils reçoivent la vie, et qu'il en est le véritable créateur?

N. B. Ces quatre réfutations prouvent plus victorieusement mon système que les développemens même qui se trouvent dans mon *essai conjectural*.

FIN.

RÉFLEXIONS

SUR QUELQUES INNOVATIONS EN MÉDECINE.

1. Sur la cumulation des deux branches de l'art de guérir.
2. Sur l'abandon de la langue latine dans nos écoles.
3. Sur le service des hôpitaux confié au même individu, pendant toute sa vie.

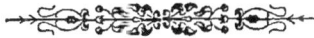

*Dangers de la cumulation des deux branches
de l'art de guérir.*

§ I.

J'ai toujours regardé la cumulation des deux branches de l'art de guérir, comme funeste aux progrès de l'art et à la conservation des malades. Lorsque cette loi fut rendue dans une assemblée célèbre, plusieurs députés s'étaient inscrits pour la combattre. La discussion se ferma brusquement, et ils ne purent se faire entendre. Les hommes qui la proposèrent, étaient sans doute

ornés des plus vastes connaissances, mais elles
étaient plutôt théoriques que pratiques. Ils virent
l'art de la médecine spéculativement et sous ses
rapports généraux ; ils ne descendirent pas dans
tous les détails qui en rendent l'exercice si vaste
et si épineux. Ils en étendirent les limites de
leurs cabinets, tandis qu'ils les auraient cir-
conscrites, s'ils avaient été plus familiers avec
le lit des malades. Il ne faut attribuer qu'à cette
cause, un système dont les auteurs avaient d'ailleurs les plus droites intentions et les pensées
les plus libérales. Il fut combattu par les praticiens les plus recommandables du conseil, et
je me contenterai de citer l'illustre *Vitet* dont
la mémoire sera toujours précieuse à ceux qui
l'ont connu et dont les écrits et le patriotisme
honoreront toujours notre art. Cette loi passa
néanmoins, parce que l'avis et le rapport d'une
commission auront toujours une terrible influence sur l'assentiment de toute assemblée lé-
gislative, dont elle se constitue comme les organes. Je vais tâcher d'en faire sentir rapide-
ment tous les inconvéniens.

Soyez médecin ou soyez chirurgien, mais
ne veuillez pas être l'un et l'autre à la fois. Vous
ne serez que médiocre dans ces deux branches,
si vous voulez les cumuler dans votre pratique.
Je sais que la loi vous a accordé la faculté de
traiter les maladies internes, comme les maladies

externes. Elle a été peut-être trop libérale. Ne profitez pas de toute sa munificence. L'expérience vous prouvera qu'une seule de ces branches est plus que suffisante pour absorber toute la durée de votre existence ? Etes-vous adroit, courageux, inaccessible aux cris de la douleur, au spectacle du sang et de la mort, livrez-vous à la médecine opérante ! Elle assure à celui qui l'exerce, les succès les plus brillans et les plus inouis. Elle a fait sans doute de grands progrès dans ce dernier siècle. La chirurgie moderne a laissé loin d'elle tout ce que renfermaient de plus merveilleux les histoires des *Ambroise Pavé*, des *Fabrice*, des *Heister*, des *Dionis*, des *Ledran*, des *Garangeot*, etc., etc. ; *Poutteau*, *Pamard père et fils*, *Imbert Délonne*, *Pelletan*, *Delpech*, *Lallemand*, *Larey*, *Dupuytren*, etc., et tant d'autres fameux opérateurs lui ont donné de nos jours un accroissement et une vie dont on ne la croyait pas susceptible. Mais ses limites ne peuvent-elles pas s'agrandir encore ? La théorie des opérations, le mode d'opérer, les instruments eux-mêmes sont-ils arrivés à leur dernier degré de perfection ? N'existe-t-il pas des opérations qu'on n'ose tenter, parce qu'elles sont réputées impossibles !.... D'autres qu'on ne pratique que rarement parce qu'on consulte plutôt sa réputation que la vie du malade ? Les grossesses, les accouchements malheureux, ces hémorragies mortelles qui en accompagnent la

plupart, offrent un assez vaste champ aux méditations et aux épreuves de l'homme de l'art !
La chirurgie des camps et des hôpitaux a-t-elle
reçu les développements, le corps de doctrine
le plus salutaire à l'humanité ? Ces nécroses,
ces atrophies, ces ulcères malins, l'opprobre de
l'art, attendent encore une main hardie et sa-
vante qui en enchaîne les ravages et en assure
la guérison ! A-t-on obtenu de cet agent puissant de la nature qui recrée l'homme par sa présence et rechauffe sa chaleur déffaillante, a-t-
on obtenu du feu toutes les ressources qu'il peut
renfermer dans son incompréhensible activité ?
n'est-on pas peut-être trop peu familier avec
lui ? Que de découvertes à faire encore ! que
d'autres à perfectionner ! La médecine opérante
reconnaît, comme la médecine interne, des
bornes étroites qui la circonscrivent et l'humi-
lient. Il faut les reculer par une étude opiniâtre.
On fait aujourd'hui avec succès ce qu'on n'osait
seulement tenter il y a cent ans. Il faut que des
essais, des expériences, des méditations con-
tinuelles créent des secours nouveaux, enfantent des découvertes nouvelles. Cette branche
est donc assez étendue pour occuper elle seule
exclusivement la courte vie d'un homme ! hélas !
sa carrière est si fugitive, qu'il meurt lorsqu'il
commençait à peine à savoir quelque chose !...

La médecine opérante a sur la médecine in-

terne une supériorité qu'on ne peut contester.
L'opérateur obtient des triomphes qu'il ne doit
qu'à lui-même ; il n'attend rien des secours de
la nature. Elle est impuissante contre la cause
matérielle qu'il va détruire. Sa main et son fer
sont les seuls dispensateurs de la vie. Il arra-
chera cette cause , germe d'une mort prochaine ,
aux viscères qui la renfermaient ; il va la mettre sous vos yeux , l'offrir à votre tact, l'exposer
à l'étonnement public ; on la conservera dans
nos musées comme un monument de son adres-
se , comme un témoignage authentique de l'ex-
cellence de son art ! Rien n'est plus convaincant
qu'un pareil succès. On pourrait presque dire
que, dans cette partie , l'homme commande victorieusement à la mort. Il n'y avait aucune
force médiatrice qui pût expulser cette pierre de
la vessie , ce sarcocèle du scrotum , ce cancer
de la mamelle , ce polype de la matrice ou du
nez , qui pût détruire cet étranglement de l'in-
testin , cette dilatation des vaisseaux sanguifè-
res , ces canaux fistuleux , cet ulcère sordide et
rongeant. Il fallait la main de l'opérateur et son
fer audacieux. C'est avec ce spectre qu'il a
troublé la mort , et l'a arrêtée dans sa marche.

La nature peut vous avoir formé trop faible
ou trop sensible pour vous livrer à la pratique
des opérations. Embrassez celle de la médecine
interne. Là , vous aurez moins d'orages à crain-

dre , moins de scènes douloureuses à essuyer.
Cet exercice est sans doute plus paisible et plus
uniforme que l'autre. Mais est-il moins vaste
dans sa sphère ? moins épineux dans ses diverses variétés ? exige-t-il moins d'études et de re-
cherches ? ne suffit-il pas enfin pour occuper
lui seul tous les instants et toutes les facultés
de celui qui l'embrasse ? De quelle pénétration,
de quel jugement exquis ne faut-il pas qu'il soit
doué ? il doit connaître le passé , juger le présent , prévoir l'avenir. Outre des connaissances immenses , il faut qu'il ait encore une aptitude innée pour son art. On a dit qu'il fallait
être né poète , on pourrait dire avec bien plus
de raison , qu'il faut être né médecin. Dans les
maladies externes , les yeux , les mains , quelques agens secondaires suffisent pour vous dé-
voiler leur existence et les combattre avec assurance : ici il n'y a rien d'extérieur , rien de
sensible , tout est dérobé à la vue et se passe
hors de nos regards. Dans l'une , tout est positif
et matériel ; dans l'autre , on est plus environné
de conjectures et de probabilités que de certitu-
des. Il y a même des affections qui paraissent
exister sans cause ni matière. Sur quelques cas
où la vérité se montre avec évidence , combien
d'autres où elle est enveloppée de tant de nua-
ges et d'obscurité , qu'il est bien souvent difficile de la saisir. Il faut que le flambeau de l'expérience ou la sagacité du discernement l'arra-

chent aux ténèbres qui la couvrent. C'est cette obscurité qui a paralysé, jusqu'à ce jour, les progrès de cette branche de l'art de guérir. C'est l'ignorance des véritables causes qui a rendu jusqu'à présent certaines maladies, l'opprobre de la médecine. On n'est guères plus avancé aujourd'hui dans la guérison des maladies de poitrine, de l'épilepsie, des cancers, des écrouelles, de plusieurs affections lymphatiques, qu'on l'était il y a un siècle. Ces retards ne doivent pas ralentir le zèle, ils doivent l'enflammer davantage. On guérissait mal la vérole, avant qu'on connût le mercure, la dyssenterie avant l'ypécacuanha, les fièvres avant le quinquina, la variole avant l'innoculation et la vaccine. Un heureux hasard amena toutes ces découvertes utiles : il peut en produire d'autres. La munificence de la nature envers l'homme n'est point épuisée ; elle renferme dans son sein toutes les ressources nécessaires à son soulagement. Il ne s'agirait plus que de les connaître. Il faudrait la consulter, l'interroger, l'importuner au point de lui arracher son secret. Croit-on qu'elle se soit couverte de tant de plantes et de fleurs différentes sans projet et sans dessein ? croit-on qu'elle recèle tant de mineraux dans ses entrailles, pour la seule parure de l'homme, ou pour qu'il les convertisse en moyens de destruction ? croit-on que tant d'insectes, de reptiles, de volatilles, de quadrupèdes n'aient été

répandus sur la terre que pour l'infecter de
leurs venins ou l'épouvanter par leurs ravages ? non ! On en a bien tiré quelques secours ,
mais ne peuvent-ils pas en renfermer d'autres
qui sont encore ignorés ? Tout ce qui existe a
un but utile ; le créateur ne fit rien sans dessein,
et s'il affligea l'homme d'infirmités diverses , il
lui réserva les secours nécessaires pour les dompter toutes. C'est sur notre ignorance seule qu'il
faut gémir ! L'homme serait donc immortel ?
Loin de nous un aussi absurde paradoxe! il naît
pour mourir ; mais s'il connaissait tout ce qui
peut soulager les maux qui l'assiégent ; si les
bornes étroites de son entendement s'agrandis-
saient au point de pénétrer dans les mystères de
la providence , tout porte à croire que son existence serait infiniment plus longue , et qu'une
extrême vieillesse viendrait seule y mettre un
terme.

Puisqu'il y a tant de choses obscures dans
chaque branche de la médecine , tant d'autres
ignorées entièrement ; puisqu'il existe tant de
maladies qu'on ne guérit point , et tant de remèdes qu'il faut découvrir pour les combattre ,
comment l'homme de l'art a-t-il osé les embrasser toutes les deux à la fois ? Il serait bien plus
avantageux qu'il ne s'attachât qu'à une seule
exclusivement , qu'il l'observât , la méditât ,
tâchât de la perfectionner. Il serait encore plus

7

avantageux qu'après avoir opté pour l'une de
ces branches , il se bornât à soigner et à cultiver toute sa vie quelques-uns des rameaux qui
naissent de cet immense tronc. Dans la médecine opérante , beaucoup de sujets se sont ren-
dus justement célèbres parce qu'ils ont suivi
cette route : ils ont circonscrit leur génie et leur
habileté ; ils ont passé toute leur vie à ne pra-
tiquer que certaines opérations sans se mêler
des autres : les uns se sont bornés aux fractures
et aux dislocations ; les autres aux hernies , aux
fistules , à la pierre ; les autres aux accouche-
mens ; d'autres enfin aux seules maladies des
yeux. L'art a beaucoup gagné à cette sage réserve , et leur réputation s'est étendue au-délà
des bornes ordinaires. Il serait à désirer que
le même système fût adopté pour les maladies
internes. Je voudrais qu'il y eut des médecins
spéciaux pour les maladies *aiguës* et des médecins pour les maladies *chroniques*. Cette division serait encore assez vaste pour les occuper
chacun séparément. Si mes vues pour le perfec-
tionnement de l'art étaient praticables , je voudrais encore que les uns ne s'occupassent que
des affections de la tête , les autres de celles
de la poitrine , d'autres de celles du bas ventre ;
les uns des maladies des femmes , et les autres
de celles des enfants. En scindant ainsi la grande
famille morbifique , on parviendrait , je n'en
doute pas , à traiter chacun de ses membres

plus régulièrement, avec plus d'assurance, et
à dompter peut-être complètement ceux qui,
jusqu'à ce jour, ont bravé tous les efforts de
l'art. L'étude des phthisies, des hydropisies de
poitrine, de l'épilepsie, des cancers du sein et
de la matrice chez les femmes, le croup, le ra-
chitis chez les enfants, les fonctions encore inconnues du système glanduleux, la destination
encore obscure de la rate, la grande famille
des affections nerveuses pourraient, chacune
isolément et exclusivement, occuper toute la
vie d'un homme. Une pareille réduction blesse-
rait à la vérité de grands intérêts ; elle exige-
rait qu'on sacrifiât la fortune aux progrès de la
science. Il n'est donc guère probable qu'elle soit
jamais adoptée et mise en pratique. Mais qu'on
respectât au moins la grande ligne de démarca-
tion tracée par la nature entre les maladies aiguës et celles qui ne le sont pas ; que le médecin ne pût jamais se charger que de l'une des
deux ; qu'il ne pût être que médecin *aigu* ou
médecin *chronique ;* que les lois de l'état lui en
imposassent l'obligation, et que des dispositions
pénales punissent toute transgression à cet
égard. Voilà, je l'avoue, un désir que je nourris
depuis long-temps ; un vœu que je voudrais
voir réaliser, parce que je le crois utile à mes
semblables et à l'avancement de la clinique.
Dans cette dislocation, aucun intérêt se trouve
froissé, la masse des attributions reste la même ;

il ne s'agit que d'opter entr'elles , il ne s'agit que
de déclarer à laquelle des deux divisons on veut
se livrer. Peut-être la prévention m'égare , mais
je crois le plan plus conforme à l'organisation
et à l'aptitude particulière de chaque individu.
Peut-on nier que, parmi les médecins, il en est de
plus habiles dans le traitement des maladies aiguës , et d'autres, dans celui des maladies chroniques ! la nature semble avoir formé les premiers , entreprenants , actifs , sagaces , audacieux , comme les affections qu'ils combattent ;
elle semble avoir formé les autres , patients ,
opiniâtres , contemplatifs , investigateurs des
causes les plus obscures et les plus reculées. Ce
génie secret qui les anime , cette propension spéciale qu'ils ont reçue avec la vie , les dirigera
spontanément sur la branche qu'ils doivent cultiver avec succès. Si celle des maladies aiguës
offre des résultats plus brillants , il faut peut-être
plus de génie , plus de moyens créateurs dans le
traitement des maladies chroniques. Dans les
maladies chroniques , il n'y a plus de marche
régulière , plus de type assuré , plus d'effort ré-
pulsif contre le principe du mal ; les complica-
tions les plus extraordinaires appellent et repoussent , en même temps , le même secours comme
un principe de vie et un germe de destruction.
Les causes sont oblitérées , la nature semble li-
vrée à la torpeur et à la mort. Il faut la réveiller ,
l'exciter , lui donner une vie nouvelle. Dans les

maladies aiguës , au contraire , les caractères sont saillants , la marche uniforme , les causes connues , le dénoûment fixe : il y a souvent excès de vie , et il ne s'agit que d'en modérer l'expansion. La nature d'ailleurs veille toujours pour terrasser le mal.

C'est donc une vérité vulgaire que le médecin le plus instruit ne pourra jamais embrasser à lui seul , avec un égal succès , tous les nombreux genres de maladies. Celui qui annonce le contraire en impose à lui-même et aux autres. C'est cette conviction qui a provoqué la *Réunion* de bon nombre de médecins distingués. Là , chacun a sa spécialité , chacun donne ses soins aux maladies sur lesquelles il a acquis le plus d'expérience. Aussi , obtient-on des succès prodigieux ; des maladies abandonnées par plusieurs médecins guérissent là tous les jours , et les cures sont si merveilleuses , que les docteurs de ces *Réunions médicales* les annoncent avec un noble orgueil , pour consoler la médecine des outrages qu'elle subit tous les jours. — Je ne m'étendrai pas davantage sur la nécessité de limiter l'art de guérir. Il est incontestable que moins un homme embrasse de parties dans ses études et dans son instruction , plus il devient éclairé et profond dans chacune d'elles.... C'est ce système de limitation qui a rendu tant de sujets célèbres en mathématique , astronomie , chimie , botani-

que , anatomie , dans les langues les plus diffi-
ciles , dans les arts même les plus mécaniques.
Quelle science doit réclamer plus impérieuse-
ment cette réserve et cette restriction, que celle
où l'on s'occupe de la vie des hommes , et où le
plus ou le moins de connaissances peuvent avoir
des suites si funestes. Si j'étais assez heureux
pour faire parvenir ces faibles réflexions au gouvernement , je lui soumettrais les dispositions
suivantes :

§ 1.

1º Les maladies internes et les maladies externes forment deux branches distinctes et sé-
parées.

2º Aucun individu ne pourra les exercer cu-
mulativement. Il sera tenu d'opter pour une
d'elles.

3º Les médecins et les chirurgiens ne pourront
exercer sans avoir été reçus docteurs , comme
par le passé.

§ 2.

1º Les maladies internes se *divisent* en aiguës et en chroniques.

2º Le même individu ne pourra désormais se livrer qu'à l'exercice des maladies aiguës , ou à celui des maladies chroniques exclusivement. Il ne pourra , sans encourir les peines portées par la loi , les exercer toutes les deux ensemble.

3º Tout élève , ayant reçu l'instruction et les grades nécessaires pour se livrer à l'art de guérir , sera tenu de déclarer aux professeurs de l'Université , à laquelle de ces deux branches il se destine.

4º D'après sa déclaration , les professeurs lui feront délivrer un diplôme de médecin *aigu* , ou de médecin *chronique*.

5º Celui qui , dans sa pratique , sera convaincu de contravention à sa déclaration et d'avoir empiété sur une des branches à laquelle il avait renoncé , sera puni d'une amende de 3,000 fr.,

pour la première fois , et de la privation de son
état en cas de récidive.

6° Les maires et officiers de police de chaque
canton seront chargés de la surveillance des pré-
sentes dispositions , dans toute l'étendue de leur
arrondissement. Ils dresseront procès-verbal
des contraventions dont ils auront acquis les
preuves suffisantes , et le transmettront aux
tribunaux compétens.

7° Le Conseil de santé , après avoir consulté
les écoles de médecine , formera la division des
maladies *aiguës* et celle des maladies *chroniques*.

Ce plan est simple et d'une facile exécution.
On pourra néanmoins lui opposer une objection
et elle paraît assez conséquente au premier coup
d'œil : « *Qui constatera la nature de la maladie ,*
« *la branche à laquelle elle appartient , le médecin*
« *qu'il faut appeler ?* » Cet argument est plus
spécieux que solide. La famille du malade et le
malade lui-même suffiront pour résoudre le pro-
blème. Chacun ne se mêle-t-il pas un peu de
médecine aujourd'ui ? L'homme le plus borné

ne sait-il pas bientôt s'il a la fièvre, s'il a un point au côté, une esquinancie, une ophthalmie, une rétention d'urine ou trousse galant ? Je veux même qu'on se trompe en appelant le médecin pour la première fois ; dès que celui-ci aura bien connu que cette maladie n'est point dans ses attributions, il se retirera et désignera son confrère à qui elle appartient. Voilà l'inconvénient le plus grave qui se présente, et à coup sûr, il ne l'est pas assez pour balancer les avantages qui peuvent résulter de cette nouvelle pratique.

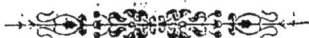

DE L'ABANDON DE LA LANGUE LATINE DANS LES ÉCOLES DE MÉDECINE.

§ I.

La prééminence de la langue latine est incontestable sous le rapport des sciences, comme sous celui des relations sociales. Elle est , sans contredit , la plus répandue parmi les divers peuples de la terre. C'est par son secours que les hommes les plus différens de mœurs et d'idiômes parviennent à se comprendre. Il n'est aucun hémisphère connu où elle n'ait été plus ou moins répandue. La langue latine , du temps de *Théodose*, se parlait de Cadix à l'Euphrate. Le voyageur , dans les pays lointains , serait bien malheureux s'il lui était parfaitement étranger ; mais pourvu qu'il en possède les élémens les plus simples, pourvu qu'il en sache bégayer quelques mots , il est comme assuré que quelqu'un lui répondra que ses besoins seront entendus. Il serait bien plus à plaindre celui qui , poursuivi par le malheur , errant sur une terre étrangère , obligé de cacher quelque fois son origine et sa langue , n'ayant pas le moyen d'employer d'interprète , ne pourrait s'exprimer qu'en des termes connus seulement dans sa patrie ! C'est à la possession de cette langue que beaucoup d'hommes , dans la prospérité , comme dans l'infortune , ont dû peut-être la conservation de leur existence ; c'est à elle que le commerce a recours dans la plupart de ses relations avec les contrées les plus reculées ; c'est à elle enfin que les souverains eux-mêmes sont obligés de rendre hommage pour faire parvenir plus sûrement à d'autres souverains les vœux , les desseins , les projets qu'ils ont conçus pour le bonheur ou la calamité des peuples.

On contractait autrefois , on consignait en latin l'état-civil des citoyens, dans presque tous les états de l'Europe. Cette branche de son utilité pour les relations sociales n'est rien néanmoins en comparaison de son utilité pour les sciences. Le premier bien qu'elle procure à celui qui s'y adonne est d'exercer son esprit avec activité , et d'en développer les ressorts par les obstacles et les difficultés qu'il y rencontre. Cette étude élémentaire offre encore l'avantage de le mettre en contact avec l'histoire des peuples , les religions diverses , les dieux , les héros fabuleux de l'antiquité , les guerres , les combats et les révolutions les plus reculées ; elle lui fait connaître les villes , les états qui ont disparu de la surface de

la terre, les grands hommes dont il ne reste plus
aujourd'hui que le stérile nom. Un jeune homme
qui parcourrait avec application cette carrière,
qui imprimerait dans sa mémoire les faits les
plus saillans que lui offrent ses études, serait
déjà fort instruit lorsqu'il l'aurait terminée. Il
serait déjà familier avec toute sorte de connaissances utiles. Ce noviciat est pénible sans doute, il présente beaucoup de ronces et d'épines à
dévorer ; mais que de jouissances ne lui procu-
rerait-il pas dans la suite ? combien d'avantages
ne peut-il pas s'en promettre ? avec le latin, il
n'est aucune profession libérale à laquelle il ne
puisse aspirer. Il a comme la clef des sciences les
plus relevées. Il pourra se livrer, selon son pen-
chant, à la médecine, au barreau ou à la chaire.
Le latin lui ouvre ces carrières brillantes ; avec
ce puissant auxiliaire, il fera les plus rapides
progrès et pourra obtenir les succès les plus écla-
tans. On peut bien, à la rigueur, les cultiver
sans lui ; mais peut-on nier que les plus fameux
auteurs de ces trois branches ne soient en latin ? peut-on nier que les dévéloppemens, les
commentaires qui ont rapport à chacune d'elles,
ne soient en cette langue ? Il faudra donc qu'il
soit privé de les connaître et de s'en nourrir ! il
faudra donc qu'il substitue des connaissances
fugitives et superficielles aux connaissances profondes qu'il aurait pu puiser chez eux ! il faudra
qu'il ne parle des fondateurs de sa profession

que par tradition et sur la foi d'autrui. Sous ce
seul rapport , on voit combien cette ignorance
devient préjudiciable et humiliante ! Que cet
imprudent ostracisme se perpétue encore quelques années , et on verra sous peu un médecin ,
un avocat , ou un théologien aussi épouvantés
devant un passage latin que devant un autre
syriaque ou hébreu ? je ne serais pas étonné
d'apprendre un jour qu'on chantât la messe et
les offices en français : au reste , ce serait là
le moindre des inconvéniens , puisque les fidèles
comprendraient ce qu'ils récitent depuis si long-
temps sa nsle connaître. Il ne manquerait plus ,
pour rendre l'instruction des jeunes gens accom-
plie , que d'en bannir aussi l'étude des mathé-
matiques : alors leur éducation serait facile et
ils pourraient se présenter avec confiance dans
le monde , lorsqu'ils sauraient faire quelques
mauvais vers , ou appliquer au hasard quelque
figure de rhétorique. Certes , ce seraient-là de
fort plaisantes études , et il faudrait s'attendre
à une génération bien érudite , lorsqu'elle n'aurait cultivé que d'aussi futiles élémens ! de si
rares talens ne se développent de nos jours , le
barreau et la médecine n'offrent tant de sujets
distingués que parce qu'ils avaient été formés
aux anciennes écoles et avant la funeste innovation que je combats. Je désire que la génération qui lui succédera efface celle-ci par sa su-

périorité et démontre la fausseté de mes appré-
hensions.

Outre l'utilité bien démontrée de la langue
latine pour les sciences libérales, elle est encore
bien précieuse, sous le rapport de l'agrément.
Elle peut même donner de l'importance à celui
qui ne possederait qu'elle exclusivement. Tous
les hommes n'ont pas également besoin d'exercer un état pour vivre. Il en est que le hasard
ou la fortune ont placés fort au-dessus de la nécessité ; accablés de leurs faveurs, ils ne se des-
tinent à rien d'utile pour la société ; ils passent
leur vie inconnus d'elle et dans une nullité complète, condition la plus misérable de toutes !
c'est spécialement à ceux-là qu'il faudrait une
occupation attrayante pour charmer leurs loi-
sirs ! Où pourraient-ils en trouver une plus va-
riée que dans les auteurs latins ? où pourraient-
ils trouver plus de beautés réunies que dans
Virgile, *Horace*, *Salluste*, *Ciceron ou Tacite ?*
génies aussi étonnans par la force de leurs pensées que par l'élégance de leur diction ! S'ils
voulaient se livrer à l'étude d'une saine morale,
où pourraient-ils en recueillir de plus sublimes
leçons que dans les conversations naïves de *Tho-*
mas à Kempis ? Cet ouvrage sublime dans sa sim-
plicité semble fait pour tous les états et toutes
les situations de la vie : il offre une mine iné-
puisable d'utiles méditations. Ce n'est point

dans les traductions qu'on en a faites qu'il faut chercher les beautés dont ils fourmillent, on ne peut bien les sentir et les apprécier qu'en les lisant eux-mêmes. Le français nous offre à peine une faible copie de l'original, si elle n'est le plus souvent infidèle. Après la jouissance que procurent de semblables lectures et le bien qu'elles font à l'âme, l'amour propre jouit à son tour. Il se trouve flatté de comprendre ce qui est inintelligible pour tant d'autres, de pouvoir expliquer un passage, une citation, une inscription dont il sera peut-être le seul à pouvoir donner le sens à la société qu'il fréquente. Cette connaissance, toute légère qu'elle est, lui donnera une importance dont il est dépourvu sous tout autre rapport.

Il est encore d'autres situations dans la vie où cette science peut procurer d'inappréciables ressources à celui qui la possède. Il peut être poursuivi par le malheur, obligé de fuir la terre natale, la fortune inconstante peut brusquement lui ravir tous ses biens. Il peut enfin se voir réduit à réclamer les secours de la commisération publique. S'il a fait de bonnes études, s'il est familier avec sa langue latine, son sort sera bien moins à plaindre, sa misère cessera bientôt, il pourra se présenter à des établissements publics pour y être employé ; il pourra même être accueilli dans des maisons opulentes pour y

faire l'éducation des enfants qu'elles renferment.
Nous avons eu dans nos pays un exemple bien
frappant. Un jeune ecclésiastique qu'on avait
forcé malgré lui à entrer au séminaire, ne pou-
vant plus s'accommoder de cet état, se décida
une belle nuit à s'affranchir de sa prison et à
s'expatrier. Il prit la fuite avec une jeune personne pour laquelle il avait la plus tendre in-
clination. Après avoir erré pendant quelque
temps et épuisé les petites ressources qu'ils
avaient emporté, le fugitif fut obligé de s'offrir
à un seigneur allemand pour soigner l'instruction de ses enfants : ses offres furent agréées et
il fut si heureux dans son institution, que le
bruit de ses talens parvint bientôt jusques aux
oreilles du prince de cet état. Ayant une nom-
breuse famille à élever, il crut ne pouvoir
mieux faire que de les confier à ce français : il
l'appela à sa cour, la chargea de ce dépôt précieux. Son habileté fut telle qu'il parvint bien-
tot à capter toute la confiance du prince, dirigea sa maison, et fut son conseil dans toutes les
affaires les plus délicates. Au bout de quelques
années, cet homme qui ne serait devenu tout
au plus que curé de son village, se vit accablé
de toutes les faveurs de la fortune et en relation
avec tous les cabinets de l'europe. Combien d'autres exemples de ce genre, sinon aussi brillants,
du moins aussi réels ne pourrait pas offrir
l'histoire des persécutions qui ont affligé tour-à-

tour chaque parti ? Cette science est donc utile
sous le rapport des relations sociales comme
sous celui de l'instruction particulière. Elle est
agréable à l'homme riche , elle est nécessaire à
celui qui ne l'est pas. Elle peut lui tenir lieu de
patrimoine. Avec autant de titres recommandables , comment est-il arrivé qu'elle ait été presque condamnée dans nos écoles , ou qu'on puisse
être admis à tous les grades en n'en ayant fait
qu'une étude superficielle ? Je l'ai regardée comme condamnée à l'oubli depuis que les professeurs ne donnent plus leurs leçons en latin , que
les examens et les thèses des élèves ne se sou-
tiennent plus en latin , que les disputes et les
argumentations n'ont plus lieu en latin. Cette
langue a besoin , plus que toute autre , d'une
culture et d'un usage journalier pour demeurer
familier avec elle. Ce n'est point en la parlant
quelques quarts-d'heure , dans l'espace de quatre
ans , qu'on parviendra à ce but. L'élève même
qui l'aurait sue passablement avant d'entrer
dans cette carrière , ne peut qu'en perdre entièrement le souvenir par une si longue absti-
nence : aussi se met-il peu en peine d'en faire
une étude sérieuse. On ne possédait jadis cette
langue si parfaitement , que parce qu'on l'avait
étudiée long-temps et qu'on en fesait usage tous
les jours de la vie. Un enfant mis dans un collè-
ge , en apprenait les élémens pendant 3 ou 4
ans , en appréciait , en savourait les beautés en

humanités et en réthorique, et la parlait ensuite comme sa langue maternelle dans son cours de philosophie : il arrivait alors aux écoles de droit ou de médecine , où il fallait qu'il la parlât encore exclusivement pendant la période entière de ses études. Entré enfin dans l'exercice de la profession qu'il avait embrassée , ce n'était que dans des auteurs latins qu'il pouvait en acqué- rir les principes et les élémens ; car il n'y avait point alors de traductions. Ainsi , après l'avoir étudiée dans la jeunesse , on la lisait et on la parlait jusqu'à la mort ! Ce n'est qu'en revenant à cette méthode , qu'on pourra la sauver d'un éternel oubli.

C'était aussi un agréable et utile délassement autrefois que d'assister à ces exercices publics où les maîtres et leurs écoliers déployaient les plus rares talents et les plus vastes connaissan- ces. On y entendait parler cette langue avec une élégance et une facilité qui semblaient nous re- porter aux beaux jours de Rome. Les assistans fesaient briller à leur tour leurs lumières et leur érudition. C'était un foyer ardent d'où jaillis- saient de vives étincelles, qui fécondaient l'ému- lation et les sciences. Tout homme alors, à quelle nation , à quel idiome qu'il appartint , pouvait se présenter avec fruit à ces savantes élucubra- tions. Il n'en sortait que rempli d'estime et d'é- tonnement pour tout ce qu'il avait entendu. Il

en portait le souvenir dans sa patrie lointaine ,
et le génie de la France débordait ainsi sur tous
les points du globe. Mais bientôt il n'y aura plus
que les Français qui puissent s'entendre entr'eux
et il semblera que nous ayons voulu nous sé-
questrer de tout ce qui n'est pas *nous*. Nous
avons conçu une telle présomption en faveur de
notre langue , que nous sommes parvenus à
nous persuader qu'elle doit être répandue chez
tous les peuples , et que tout étranger , arrivant
en France , doit la connaître et la parler. Etran-
ge erreur qui trouve sa source dans notre amour-
propre et notre vanité ! La guerre et les victoi-
res l'avaient portée , il est vrai , dans les contrées les plus reculées ; on paraissait alors vou-
loir se l'approprier , parce qu'elle semblait de-
voir être bientôt la langue européenne ; mais cet
empressement a cessé depuis que l'avilissement
a succédé à la gloire. Il est des pays même où
on rougit de s'en servir , tellement les préventions ont pris la place de l'enthousiasme. J'ai
connu plusieurs individus , forcés de passer
plusieurs années en Italie ou en Allemagne par
suite des vicissitudes attachées aux révolutions ;
ignorant entièrement l'une et l'autre langue ,
ils auraient été fort à plaindre , s'ils n'avaient
parlé que leur idiome.

On a vu autrefois dans les grandes universités de France des étudians de toutes les parties

du monde , de Lima , d'Ispahan , de Canton ,
de Londres , de Madrid , de Vienne , de Rome ,
de Constantinople , etc. Tous suivaient ces
cours avec honneur et succès , parce qu'ils se
fesaient en latin ; à des distances immenses de
leur patrie , ne s'entendant nullement entr'eux
par la variété de leur langue naturelle , ils en-
tendaient tous également celle qu'on leur parlait
dans nos écoles. Si les professeurs n'avaient fait
usage que de la nôtre , ces jeunes-gens qui
avaient bravé tant de périls , traversé tant de
mers orageuses et consommé tant d'argent pour
venir s'instruire en France , se seraient vus
obligés de retourner dans leur patrie sans aucun
résultat pour leur instruction , ou d'aller se la
procurer ailleurs. Il ne faut pas se faire illusion ,
si on continue à ne parler que français dans nos
universités , on les verra bientôt réduites aux
seuls élèves indigènes , désertées par les étrangers , et cette réputation qui remplissait autrefois les deux mondes, ne dépassera plus nos fron-
tières. Ces étrangers qui affluaient chez nous ne
contribuaient pas peu à la répandre au loin. Ils
contribuaient même à établir des relations utiles au commerce. Tous ces avantages seront désormais anéantis. Ils iront s'instruire ailleurs ,
porter ailleurs leurs numéraires et deviendront
des points de communication utiles aux pays
qu'ils fréquenteront. On n'a pas adopté ce système d'innovation dans les autres états. On a

continué à y parler la langue qui est comme la
langue-mère de tous les hommes instruits. En
Angleterre , dans toute l'Allemagne et dans l'I-
talie les cours se font en latin. Rien ne les em-
pêchait néanmoins de les faire en anglais , en
allemand ou en italien. Mais on a senti tous
les dangers d'une pareille innovation , et on
s'est bien donné de garde de l'adopter. Qu'on ne
m'objecte pas que je ne me crée des difficultés ,
que pour avoir le plaisir de les combattre , et
que le latin n'a pas été banni de nos écoles ! oui ,
je sais qu'on exige des attestations d'étude dans
cette langue ; mais que signifient ces attestations , que sont même ces études ? pure forma-
lité , conditions insignifiantes. L'élève s'adonne
peu à cette science , parce qu'il sait qu'il n'aura
qu'un examen superficiel à soutenir avec elle et
que , ce préalable rempli , il sera admis à l'art de
guérir , parce qu'il sait que d'autres qui étaient
encore moins instruits que lui ont déjà reçu les
pleins pouvoirs pour le faire. S'il était convaincu , au contraire , que toute son instruction doit
lui être transmise en latin , que les professeurs
ne parlent que cette langue , qu'ils repoussent
inexorablement les candidats qui ne la connaissent pas , ils seraient bien obligés alors de la
cultiver sérieusement , de se fortifier en elle , ou
de renoncer à l'exercice d'une profession à laquelle ils ne sauraient apporter l'aptitude et
l'instruction requises. Mais il est bien tranquille

sur cette condition de *latinité* qu'on exige de lui.
Il sait que ce n'est là qu'un contrat simulé qu'on
est convenu tacitement de violer dans tous ses
points , et que ce n'est que par un reste de pudeur
qu'on a stipulé quelque petite garantie en sa faveur. Aussi sur cent candidats qui passent docteurs aujourd'hui , à peine en trouverait-on neuf
à dix qui puissent expliquer médiocrement Ciceron ou Virgile. Les autres sont restés dans l'i-
gnorance presque entière de cette langue. *Oculos
habent* , et non *videbunt.* Ces jeunes-gens n'ont
aucun tort ; c'est la loi seule qui a autorisé leur
négligence et qui les en a absous d'avance. D'ailleurs , je le répète , pourquoi s'adonneraient-ils
à une étude qu'ils savent leur devenir inutile en
entrant aux écoles de médecine ? Sidenham ,
Baglivi , Hollier , Morgagni , Stoll et tant d'autres maîtres de notre art seront donc pour eux
le fruit défendu à perpétuité ! Il faudra qu'ils
détournent la tête et baissent les yeux devant
tout auteur qui aura écrit comme eux ; il faudra
surtout qu'ils évitent tout édifice public , tout
monument antique où pourraient se trouver des
sentences , des légendes , des inscriptions rap-
pelant les temps de barbarie où elles furent faites. Si quelque indiscret leur en demandait l'explication , leur honte et leur ignorance devien-
draient trop publiques ! Un Iota latin sera pour
eux la tête de Méduse qui les pétrifiera. C'est
déjà , comme on voit , un assez dur châtiment

de leur imprudente défection ! Je ne sais si je
m'abuse , il m'a toujours semblé qu'on ne pren-
drait pas une idée défavorable du médecin qui
ignorera le grec ou l'hébreu , et qu'on aurait
toujours une certaine prévention contre celui
qui sera entièrement étranger au latin. Mais il
y a des traductions ! On n'aurait jamais dû en
avoir besoin. Humiliante ressource , monument
de honte pour notre art ! Il a bien fallu qu'on
se livrât à ce genre de travail , qu'on fît voir les
aveugles , lorsqu'on a eu la triste certitude que
le latin était tombé en désuétude dans nos écoles , et que tout médecin français ne saurait plus
bientôt lire que sa propre langue ! Des hommes
laborieux , des spéculateurs intelligens s'en sont
donné la peine. Leur complaisance a été plus
nuisible qu'utile. Si ces auteurs étaient toujours
restés inintelligibles , on aurait été enfin forcé
d'apprendre à les lire eux-mêmes : le latin aurait survécu à ceux qui avaient voulu le tuer.
On a déjà travesti en français plusieurs de nos
anciens maîtres ; d'autres sont probablement
sous la main des opérateurs. Chacun les tra-
vaille , les habille , les enlumine à sa manière.
Mais combien ne recevront peut-être jamais ce
triste avantage ! combien d'autres se réjouissent
dans leurs tombes de n'être pas soumis à cette
épreuve ! Il est probable néanmoins que tous
ceux qui ne sont point de longue haleine , ou
qui n'éxigent qu'un travail de raisonnable du-

rée, auront part à la métempsycose ; mais pour les autres , je n'oserais le garantir. Je ne sais pas si quelqu'un se sentira assez de force et de longanimité pour attaquer *Gallien*, *Ettmuller*, *Sennert*, *Mercat*, *Bonnet*, *Wansvietten*, *Haller*, *les princes de la médecine*, et tant d'autres de cette consistance ! Ces ouvrages sont pourtant de mines fécondes pour la théorie comme pour la pratique : ils resteront donc toujours inconnus à la très grande majorité de ceux qui embrassent l'art de guérir. Ce sera encore pour eux le fruit défendu. Il faudra , pour les autres , qu'ils se contentent des traductions qui existent; traductions qui , le plus souvent , rendent mal la pensée de l'auteur , si elles ne la défigurent entièrement ! Cette ignorance sera toujours humiliante pour le médecin , comme fatale à la science.

Que les écoles de droit et de théologie aient eu la liberté de négliger le latin , il n'y a là , à mes yeux , aucun inconvénient grave pour la connaissance des lois civiles et religieuses. Nos codes sont en français ; les plus fameux jurisconsultes ont écrit en français ; les lois anciennes sont toutes fondues dans les nouvelles. Le véritable inconvénient de l'abandon du latin dans ces deux écoles , sera que l'orateur de la chaire , comme celui du barreau , deviendront étrangers à toutes les beautés de cette langue ,

ne pourront se les incorporer et en faire fructi-
fier les germes dans la nôtre. Peut-on contester
néanmoins que les auteurs latins , dans leurs
vers comme dans leur prose , offrent des chefs-
d'œuvre de tous les genres ? L'homme qui se
destine à parler en public , pourrait-il mieux
former son goût que dans les harangues de Ciceron , de Salluste , de Tite-Live ? Celui qui veut
écrire l'histoire , peut-il en trouver un modèle
plus simple et plus relevé que dans Quinte-Curce
et Tacite ? Celui qui veut chanter les trésors de
la nature et les charmes de la vie champêtre ,
où peut-il en trouver de peintures plus animées
que dans Horace et Virgile ? Celui enfin , qui
regrette sa patrie et pleure sa liberté, peut-il se
lasser de lire les mélancoliques élégies d'Ovide ?
Ce fut dans ces antiques sources que puisèrent
tous ceux qui ont illustré notre littérature. Si
on les dédaigne aujourd'hui , si on persévère à
ne plus en faire une étude sérieuse , je crains
bien que toutes les productions qu'on verra éclore
désormais , ne soient faibles et languissantes ,
ne portent le cachet de la sécheresse et de la médiocrité.

Toutes les sciences auront à gémir de cet
abandon , mais aucune n'en souffrira plus cruel-
lement que la médecine. Elle s'appuie essentiellement sur le latin , elle ne peut se passer de lui.
Un médecin qui l'ignore est un corps sans

10

âme. La faction qui en a proscrit l'usage a étendu son inclémence sur les objets même où il était le plus commode de s'en servir. On formulait autrefois en latin. En quatre mots , on désignait une foule de drogues compliquées , leur amalgame , le mode de les administrer , l'heure de l'administration. Aujourd'hui tout cela se pratique en français. On écrit comme saint Luc , et on fait des ordonnances qui ressemblent à des testamens. Autrefois cette méthode de prescription enlevait aux parens du malade la connaissance des remèdes qu'on employait et que des préjugés ridicules leur rendaient odieux. Le mystère le plus profond et le plus nécessaire enveloppait le praticien et ses œuvres. Aujourd'hui il faut que tout paraisse au jour , et que la moindre servante puisse lire l'ordonnance, la censurer à loisir , et méditer son accusation contre elle , si le malade s'en trouve fatigué. Autrefois le pharmacien était obligé de savoir le latin , puisque les drogues étaient classées en cette langue , et qu'on ne se servait que d'elle en les prescrivant. On pouvait même dialoguer avec lui , sans être entendu de personne. Aujourd'hui le pharmacien n'aura plus besoin d'autant de science. Elle serait pour lui un inutile fardeau , et pourvu qu'il sache lire l'écriture correctement , manipuler quelques préparations triviales et ajuster droit , c'est tout ce qu'on peut raisonnablement exiger de ses examens. *Je parle du temps présent.* La conspiration contre cette pauvre langue latine est donc universelle et flagrante. On la flagelle dans toutes ses branches, comme dans tous ses ministres. Ces réflexions pourront paraître minutieuses ou exagérées aux esprits relevés ; peut-être les regardera-t-on comme le fruit de la servitude pour les anciennes coutumes. Je ne rougis point de m'en déclarer le défenseur, si elles étaient utiles à l'art et au malade. On peut encore, si on le veut, arracher l'un et l'autre à la ruine qui les menace : on peut conserver à nos écoles la célébrité qu'elles perdront infailliblement ; on peut leur conserver ces nombreux élèves étrangers qui les abandonneraient sans retour, et qui contribuaient si puissamment à en étendre la réputation dans des terres lointaines. Deux mots suffisent pour opérer ce bienfait.... Qu'on rappelle le latin dans la médecine, qu'on lui restitue l'héritage dont on n'aurait jamais dû le chasser, qu'on lui rende enfin autant d'honneurs qu'on lui a prodigué d'outrages !! Que le professeur ne puisse faire désormais ses cours, ses leçons, ses examens qu'en latin ; que l'élève ne puisse parler que latin dans ses thèses, comme dans leur défense ; que toutes les prescriptions de remèdes ne soient plus désormais qu'en latin ; que le pharmacien soit tenu de savoir les lire et les exécuter. Puissent ces vœux se réaliser ; puissent-ils être entendus du gouvernement, et la médecine est sauvée.

Article premier.

L'usage de la langue latine sera désormais exclusivement employé dans les écoles de médecine.

Art. second.

Les professeurs seront tenus de faire tous leurs cours en latin ainsi que les divers examens qu'ils feront subir aux élèves.

Art. troisième.

Les thèses des candidats ne pourront être écrites et soutenues que dans cette langue.

Art. quatrième.

Tout élève, pour être admis aux écoles de médecine, sera obligé de justifier, par certificats authentiques, qu'il a étudié cette langue, pendant quatre ans au moins , dans un des colléges royaux de France.

ART. CINQUIÈME.

Aucun élève en pharmacie ne sera autorisé à exercer son état , qu'après avoir subi un examen spécial sur ses connaissances en latinité. Une commission de trois professeurs sera chargée de cet examen , et admettra ou rejettera le candidat selon le degré d'instruction qu'il aura développé.

FIN.

SUR LE SERVICE DES HOPITAUX CONFIÉ AU MÊME INDIVIDU PENDANT TOUTE SA VIE.

§ 3.

On a confié a un seul médecin le service de chaque hôpital pendant toute sa vie. Aucun autre n'aura désormais le droit de s'en approcher et de s'y instruire. Lui seul aura pendant toute sa vie l'inspection et le gouvernement de cet établissement : lui seul sera pour les malades qu'il renferme, ou un génie conservateur, s'il est instruit, ou un ministre de mort, s'il est ignorant. Ce système viager, ce privilège exclusif est-il le plus juste, le plus salutaire qu'on ait pu adopter ? ne renferme-t-il pas, au contraire des inconvéniens graves, des abus pernicieux ? Après avoir un peu réfléchi sur cette matière, il m'a paru bien prouvé que cette innovation était : 1°. funeste aux progrès de l'art. 2°. Funeste à l'exactitude du service. 3°. Funeste à la conservation des malades, si le médecin est inhabile.

1° *Funeste aux progrès de l'art.* Le médecin n'acquiert de l'expérience, ne devient consommé dans sa profession , qu'en voyant beaucoup de malades, en ayant sous ses yeux des cas rares et extraordinaires , restant maître et indépendant dans l'exécution de tout ce qu'il croit utile et nécessaire. Les hôpitaux présentent ce triple avantage: C'est là que les infirmités humaines vont s'engloutir ; c'est là que des affections , souvent inconnues ou formidables par leur appareil , viennent réclamer des secours ; c'est là enfin que tout ce qui est désespéré ou incurable vient se cacher aux regards publics. Le médecin a donc là , plus que partout ailleurs , les moyens d'exercer sa sagacité , de faire des expériences nombreuses et utiles , de consigner des faits rares et inouis qui agrandissent la sphère de la science. C'est encore là qu'il jouit de l'inappréciable avantage de pouvoir exécuter sans entraves tout ce qu'il croit convenable au soulagement du malade. Dans la pratique intérieure des villes , il n'est que trop fréquemment gêné ou censuré dans sa marche : les observations , les réticences , la responsabilité dont on le menace , paralysent son énergie ; les gémissemens , les pleurs , les accents du désespoir qui l'environnent , ébranlent enfin ses résolutions. Le sort de sa réputation est d'ailleurs toujours présent à sa pensée. Il craint de la commettre par quelque événement malheureux , et cette considé-

ration futile ne lui fait repousser que trop souvent des inspirations du génie , des résolutions
courageuses qui auraient pu enfanter des prodi-
ges. Ce développement concis n'est que le fidèle
tableau de ce qui se passe dans l'exercice journalier , surtout à l'égard des malades d'un grand
intérêt , ou des personnages éminens par leur
fortune , ou leurs dignités. Avouons-le avec
franchise , nulle part le service ne se fait avec
plus d'honneur et de succès comme dans les hôpitaux ; nulle part comme là , des cures aussi
brillantes et aussi miraculeuses récompensent
les travaux de l'homme de l'art. A quoi faut-il
attribuer cette différence si consolante sous un
rapport , et si affligeante sous un autre ? C'est à
l'indépendance du médecin dans les hôpitaux.
C'est là seulement qu'il est réellement maître de
ses actions , qu'il n'éprouve ni entrave , ni ré-
sistance. Tout ce que son génie a conçu , sera
exécuté ; tout ce que ses connaissances lui sug-
gèrent, peut recevoir son application. C'est dans
ce service que se firent toutes les grandes découvertes , que se formèrent des praticiens immor-
tels. L'émétique , le quinquina , le mercure ,
l'opium , l'inocculation et la vaccine reçurent
leur première éducation et se répandirent ensuite
dans la société , forts des examens et des épreuves qui en avaient constaté l'utilité. Ce fut là que
des opérations épineuses , inusitées furent heu-
reusement tentées et conduites à leur perfec-

tionnement! Ce fut enfin dans ces retraites si-
lencieuses que les Sidenham , les Mead , les Fize,
les Rivière , Stork , Stoll , enfantèrent ces histoires et ces constitutions qui ont rendu leurs
ouvrages si précieux.

S'il est donc incontestable que le service des
hôpitaux présente des avantages qu'on ne peut
se procurer ailleurs , pourquoi les avoir concentrés sur une seule tête ? pourquoi, dans une ville
dont la population peut offrir huit , dix ou douze
médecins, n'y en aurait-il qu'un seul chargé exclusivement de ce précieux emploi ? Cinquante
ans peuvent s'écouler avant qu'un nouveau candidat soit appelé à le remplir , et dans ce long
intervalle , combien de lumières , d'expérience
et d'observations auraient pu se répartir utile-
ment sur chacun d'eux , si cet exercice n'eût
pas été viager , s'ils en avaient été chargés chacun à leur tour ? Ce système est donc funeste
aux progrès de l'art en ce qu'il réserve à un seul
individu , pendant une longue période , des
moyens immenses d'instruction et en ce qu'il en
prive entièrement un bien plus grand nombre
pendant la même période. Si l'impéritie et l'i-
nexpérience de ces derniers est un jour fatale à
la société , il ne faudra l'attribuer peut-être qu'à
leur injuste exclusion de ce service. Je doute
qu'on puisse réfuter des objections aussi sérieu-
ses. Il est donc à désirer qu'on adopte un mode

11

plus raisonnable. Je proposerais celui qui me
paraît le plus sûr pour les progrès de l'art, pour
l'exactitude du service , pour la conservation
des malades.

2° *Ce système est funeste à l'exactitude du ser-*
vice. L'homme souhaite ardemment ce qu'il n'a
pas. Il n'est aucun soin , aucune peine , aucun
sacrifice qu'il ne s'impose pour atteindre le but
où il veut arriver : mais une fois qu'il est en
possession de ce qui fesait l'objet de tous ses dé-
sirs , il n'est que trop ordinaire de le voir s'en-
dormir au sein de la jouissance , oublier même
ses devoirs. La possession enfante l'indifférence
et le dégoût. Ce n'est pas chez les amants seuls
qu'on trouverait la preuve de cette triste vérité.
Elle ne se présente que trop fréquemment dans
la carrière publique de beaucoup d'hommes revêtus des plus importantes fonctions! c'est un
préparatif bien dangereux , un excitant bien actif à la mollesse et à la torpeur , qu'une place
inamovible , qu'un emploi qui ne doit finir qu'a-
vec celui qui en est revêtu. Je ne dis point qu'on
ne doive accuser actuellement de relâchement
et d'inexactitude , les titulaires viagers des hospices ! on ne peut savoir tout ce qui s'y passe ;
mais il suffit que cette prévarication soit possible , il suffit qu'elle puisse avoir lieu plutôt ou
plus tard , pour qu'on doive repousser une méthode qui y ouvre la porte. Si je ne combats

qu'une chimère, ce combat , au moins , ne fera
couler ni larmes ni sang.

Que renferme une nomination à vie ? L'assurance d'un service perpétuel , l'affranchisse-
ment de toute surveillance , la liberté illimitée
de remplir , bien ou mal , les devoirs attachés
à l'emploi ? Le medecin à vie est sous une égide
invulnérable. Fort de son inamovibilité, il craint
peu les regards qui l'entourent , il brave toute
censure , il dort paisiblement au milieu de toutes
les attaques , parce qu'il sait que ceux qui l'ont
élevé veillent sans relâche à la conservation de
leur ouvrage. Avec tant de motifs de sécurité ,
avec une inviolabilité aussi dangereuse , n'est-il
pas à craindre que son activité ne s'émousse ,
que son zèle ne se ralentisse ? Ce qui est long ,
ce qui est obligé , ce qui se pratique tóus les
jours de la vie , finit par amener l'indifférence
et l'ennui. L'homme a besoin d'un aiguillon permanent sous le rapport de sa gloire , comme
sous celui de ses devoirs. Il commence sa carrière avec ardeur ; il la termine avec mollesse.
Les ressorts de l'âme ne sont énergiques que
dans l'âge viril. La caducité physique entraine
la caducité morale. Tel est l'ordre immuable de
la nature. Le service public se ressentira donc
tout à la fois , et de l'inviolabilité de son médecin et du poids de ses années. Ce dernier inconvénient n'est pas le moins grave de tous. N'en

existe-t-il pas un autre non moins réel : si ce
médecin jouit d'une grande réputation, s'il quitte
sa résidence pour des courses lointaines ? qui le
remplacera pendant son absence ? comment
pourra-t-il suffire à tout ? les hôpitaux obtien-
dront-ils quelques moments , lorsqu'ils sont
déjà promis ailleurs ? On aurait pu leur conserver un service toujours énergique , toujours viril , en renouvelant ceux qui les servent , d'é-
poque en époque, en substituant au feu qui s'é-
teint , une flamme vive et nouvelle. Si le médecin était convaincu que , de son plus ou moins
de soins et d'exactitude , dépend sa réelection
ou son expulsion indéfinie , son zèle serait toujours actif et soutenu pendant tout le cours de
son exercice.

Mais ce n'est pas seulement sous le rapport
du médecin , que ce système viager est pernicieux. Il l'est encore sous le rapport des employés
subalternes. Personne ne niera l'importance de
leurs fonctions, quelque obscures qu'elles soient.
Dans ces établissemens , c'est à leur attention ,
à leur sollicitude constante qu'on doit la conservation des malades , bien plus qu'aux remèdes ! Quel est leur surveillant immédiat , qui a
le droit de se plaindre de leur négligence , de
constater leur infidélité , de provoquer leur ren-
voi? c'est le médecin. Il a sur eux une puissance
absolue , il est le maître de leur sort. Ils ne l'i-

gnorent point. Ils s'attacheront donc à capter sa
confiance , à lui prodiguer des attentions , à le
combler des plus basses flatteries. Ils savent ,
qu'en obtenant sa protection , ils deviennent
viagers comme lui. L'amour-propre ne se prend
que trop souvent à ces pièges adroits. A l'aide
de cette tactique astucieuse , ils parviendront ,
peut-être , à s'emparer du pouvoir , à gouverner
leur maître , et pourront commettre impuné-
ment toutes les turpitudes et les malversations
qu'enfantent l'insensibilité et l'amour du lucre.
Le désordre et l'anarchie régneront dans cet
hospice , la maison de Dieu ne recélera que vices et qu'impuretés. Tout le monde en murmu-
rera ; le médecin seul n'en sera pas instruit. Ce
système de félonie serait pour eux sans succès ,
ils ne le tenteraient même pas , si l'exercice du
médecin était court , et qu'à celui qu'ils voudraient tromper , ils en vissent bientôt succéder
un nouveau , qu'il faudrait tromper encore. Ils
n'auraient pas le temps de recueillir le fruit de
leurs perfides combinaisons. Lorsqu'un médecin
entre en fonction , tout est en mouvement , les
employés redoublent de zèle et d'activité , les
soins sont prodigués aux malades , les salles sont
bien tenues , les alimens et les remèdes sont ad-
ministrés avec exactitude et bonne foi. Ce re-
doublement d'attention se soutient à peu près
dans le même état , pendant toute la durée du
service qui est de six mois à un an. Le collègue

qui succède , voit déployer , à son tour , les mêmes efforts de la part des employés , pour obtenir son suffrage , sa protection. Cette courte
rotation a donc l'avantage de les tenir sans cesse
en éveil , et quand elle n'offrirait que ce résultat , il serait inappréciable pour l'intérêt des malades.

3° *Funeste aux malades , si le médecin est inhabile.* Les ravages d'un médecin ignorant sont
incalculables. Il les exerce sur tous les âges , sur
tous les états , sur toutes les conditions , sur la
chaumière du pauvre , comme dans le palais des
rois. Tout est soumis à son redoutable empire.
C'est un ange exterminateur qui semble envoyé
sur la terre pour la dépeupler à bas-bruit. Mais
nulle part il ne déploie plus longuement et plus
largement sa sinistre puissance , comme dans
les hôpitaux. Il est là comme dans une citadèle
inexpugnable ; il la possède à vie , personne n'a
le droit d'y porter les regards , encore moins de
s'y introduire ; la mort , la mort seule y pénètre
à toute heure pour recevoir ses ordres : tout se
passe entr'elle , son généreux patron et quelques
témoins discrets. Ceux-là seuls qui auraient le
droit de se plaindre , sont bientôt condamnés à
un silence éternel. D'ailleurs à quoi serviraient
leurs doléances ? ainsi le veut la loi , le dé-
populateur a brevet en poche , et il sait que des
ombres légères n'ont jamais reparu sur la terre

pour s'y transformer en parties plaignantes ; il
sera donc fort tranquille au milieu du deuil général et il parcourra avec sérénité sa longue clinique , s'inquiètant fort peu des nombreuses fu-
nérailles qui en signalent l'époque !

Hors de ces établissemens , la pratique publique se fait bien autrement ! elle est exposée au
grand jour , la confiance est facultative , chacun
surveille les intérêts de son malade , chacun a
le droit d'interroger , de juger son médecin , d'apprécier la sagesse de ses œuvres. Si la fortune
paraît lui refuser constamment ses faveurs , on
a bientôt recours à un plus heureux que lui.
Car point d'état où il faille plus de bonheur que
dans celui-là. Cette publicité des œuvres , cette
faculté de choix , n'existent pas pour les hospices. Là tout travail est clandestin , couvert d'un
voile impénetrable , et il n'y a que la cloche fu-
nèbre qui en proclame les résultats. Le médecin
est imposé par l'autorité suprème , toute confiance étrangère serait criminelle. Il faut se résoudre à venir se placer sous sa redoutable main,
ou renoncer aux secours réservés à la misère.

Je ne doute point qu'on n'ait choisi les sujets
les plus distingués par leurs lumières et leur expérience pour remplir cet important service.
L'autorité se sera entourée des témoignages les
plus respectables sur le candidat qu'elle a pro-

posé. Elle aura consulté l'opinion publique sur
ses mœurs et sa capacité. Mais s'il était possible
que des préventions injustes , des haines mal
éteintes , des différences d'opinion eussent influé
sur ce témoignage , eussent présidé à ce choix ;
qu'on eût substitué la médiocrité au talent , l'i-
gnorance à l'érudition ; s'il était possible même
que , sans le concours d'une aussi condamnable
influence , on se fût trompé de la meilleure foi
du monde , sur le mérite réel de l'individu ,
quelle calamité pour les malades confiés à ses
soins , quelle cruelle différence dans les résultats ? S'ils ne devaient se faire sentir que pendant
un court intervalle , cette erreur serait moins
déplorable , mais c'est pendant toute sa vie ,
pendant peut-être 30 , 40 , ou 50 ans que cet
heureux titulaire s'évertuera , à son aise , sur la
pauvre créature : « *Super animam vilem.* » Dans
les autres arts consacrés au service , aux plai-
sirs ou aux besoins de l'homme , l'artiste est peu
dangereux dans son imperfection , il peut même
le plus souvent , réparer les fautes qu'il a com-
mises. Mais ici , elles sont irréparables , le mal
est sans remèdes , et une fois que vous avez
éteint le flambeau de la vie , il ne vous est plus
permis de le rallumer. Je ne pousserai pas plus
loin le développement de ces affligeantes vérités. Il doit être démontré à tout esprit impar-
tial , que le système viager est accompagné des

plus graves dangers , et qu'il peut être suivi des
résultats les plus funestes à l'humanité.

Il m'a paru qu'on pourrait obvier à ces inconvéniens par deux moyens bien simples. 1° En
limitant la durée du service. 2° En établissant
un espèce de jury d'examen et de présentation
pour le candidat qu'il jugera le plus capable.

Chaque ville autrefois avait adopté une période particulière pour le service de son hôpital.
Dans les unes , la durée n'était que de trois
mois ; dans les autres , de six ; d'autres enfin ,
l'avaient fixée à une année. Les deux premiers
modes étaient visiblement trop courts. Un chan-
gement si fréquent devait nécessairement déran-
ger le service. A peine le médecin entrant avait-
il pu établir sa pratique , y coordonner ses colla-
borateurs et faire connaissance avec ses malades ,
que le terme de son quartier expirait , et que
son successeur venait commencer le sien. C'é-
taient , pour l'ordinaire , des procédés différens ,
une direction opposée , une clinique toute nouvelle. Il naissait de-là une création ruineuse de
préparations pharmaceutipues , une perte réelle
pour l'hospice , une confusion inévitable dans
les principes élémentaires des officiers de santé ,
chirurgiens et pharmaciens internes. Les élèves
même qui venaient s'instruire en suivant les vi-
sites , n'en recueillaient que peu de fruits par le

12

disparate qui existait dans les différentes métho-
des et qui troublait leurs connaissances , plutôt
que de les consolider. Cette grande mobilité
portait avec elle les vices les plus réels. La période d'une année était plus raisonnable. Elle
n'était ni assez longue pour lasser la persévérance du médecin , ni assez courte pour l'empê-
cher de donner suite aux observations les plus
lentes dans les affections chroniques : trois ou six
mois devaient être insuffisans pour voir la ter-
minaison de la plupart d'elles. Ainsi il pouvait
arriver que deux ou trois médecins s'évertuas-
sent tour-à-tour sur la même. Je laisse à décider
à plus instruit que moi , si cette interruption ,
cette fréquente mutation étaient avantageuses ou
nuisibles. Je dirai seulement qu'une affection chronique exige, plus que toute autre , la continuité
des mêmes soins, la persévérance des mêmes regards, l'opiniâtreté infatigable du même investi-
gateur. Si cette mobilité offrait des inconvéniens
à l'égard de ces maladies , combien n'étaient-ils
pas plus graves envers les maladies aiguës ? Il
devait arriver que le médecin sortant de quartier , laissât à son successeur des inflammations
de la tête , de la poitrine ou du bas-ventre dans
le milieu de leur course ? Comment alors pouvoir combiner avec sagesse , avec précision ce
qui avait été fait , avec ce qu'on devait faire encore ; comment connaître les forces et les ressources de la nature , puisqu'on n'a pu les ap-

précier à l'invasion ? La période d'une année
offrait donc une stabilité assez soutenue pour
tourner à l'avantage du praticien , des élèves et
du malade , c'est aussi celle que je propose d'a-
dopter. Mais l'objet le plus intéressant est le
choix du médecin. Qui pourra faire ce choix
avec plus d'impartialité et de discernement que
les administrateurs des hospices ? qui peut mieux
connaître qu'eux le zèle , la charité , les mœurs ,
le bonheur même de chaque praticien ? Ils passent presque leur vie dans cette maison , ils sont
instruits jour par jour des opérations intérieu-
res ; ils sont , pour ainsi dire , en surveillance
permanente sur tout ce qui touche à ses intérêts !
ce serait donc à mon avis , le jury le plus respec-
table pour présenter le candidat au gouvernement. Ce jury offre les garanties les plus satis-
faisantes. Il est nombreux , il est bien composé ,
il sera même à l'abri de l'influence des passions ,
parce qu'il est rare qu'elles soient homogènes
dans une réunion de plusieurs individus. Les
passions ne sont à craindre que lorsqu'elles ont
cette unité chez ceux qui sont revêtus du pouvoir. Il faut une espèce d'unanimité pour faire
le bien comme pour faire le mal. La présentation
par le maire isolément et exclusivement n'offre
pas tous ces avantages. Il est seul à porter son
jugement , personne n'est admis à le balancer
ou à le combattre ; il ne consulte que lui , ou peut-
être quelques membres de sa famille. Il est très-

probable que le médecin qui en a la confiance ,
sera aussi celui en qui l'hospice devra mettre la
sienne : ce qui ne serait pas la preuve du meil-
leur choix possible. Il pourra donc errer bien
plus facilement ! Pour entretenir l'émulation
parmi les médecins , je voudrais que ce jury fût
autorisé à présenter pendant deux années de suite , mais jamais au-délà , le candidat dont l'exercice aurait le plus obtenu son approbation. Je
voudrais même que le gouvernement accordât
quelque recompense honorifique à ceux qui ,
par de longs services , auraient bien mérité de
l'humanité. Ce serait un double aiguillon qui serait suivi des plus heureux résultats. Rien ne
soutient plus le zèle que les encouragemens publics. L'abrogation du système viager offre donc
d'incalculables avantages. Elle contribue aux
progrès de la science , en ne concentrant point
sur une seule tête les moyens d'intruction. Elle
contribue à l'exactitude , en établissant un service limité , qui ne lassera pas la persévérance
du médecin et tiendra en haleine les employés
subalternes : elle contribuera à la conservation
des malades , parce que les administrateurs ne
choisiront que celui qui aura le plus de capacité,
que la réelection et les faveurs du gouvernement
seront une récompense flatteuse , dont chacun
voudra se rendre digne.

Article premier.

Le service des hôpitaux à vie, est abrogé.

Art. second.

Ce service ne sera désormais que de la durée d'une année.

Art. troisième.

Les administrateurs des hospices civils proposeront chaque année au gouvernement le candidat qui leur paraîtra le plus digne de leur confiance par ses mœurs et sa capacité. Cette présentation devra être adressée au ministre dans le courant d'octobre.

Art. quatrième.

Ils ne pourront proposer la réélection du même candidat, que pendant deux années consécutives.

Art. cinquième.

Le gouvernement accordera une récompense honorifique tous les dix ans, à celui des médecins qui, sur la déclaration des administrateurs, aura le plus déployé d'exactitude dans son service, et d'humanité envers ses malades.

Si j'étais assez heureux pour que mon opuscule pût obtenir l'approbation de nos maîtres en pratique, je pourrais le faire suivre bientôt d'autres considérations sur *diverses maladies essentielles*. Mais je dois rester dans l'inaction, jusqu'à ce que leur jugement éclairé m'ait dicté le parti que je dois prendre. C'est ce jugement, fruit de leur sagesse et de leur expérience, qui me condamnera au silence, ou m'encouragera à le rompre.

Je sais qu'on a presque tout dit, ou du moins beaucoup écrit en médecine; et cependant combien de choses encore inconnues à ceux qui l'exercent! Combien de maladies qui se jouent encore de tous leurs efforts! Combien d'organes dont ils ignorent encore la destination. Combien de plantes, d'animaux, de minéraux dédaignés comme inutiles, et qui renferment peut-être de miraculeuses propriétés! Ces affligeantes vérités doivent rendre excusables, les efforts de ceux qui ne voudraient percer ces mystères, que pour le soulagement de l'humanité. Un but aussi légitime doit les faire absoudre de l'inutilité même de leurs efforts.

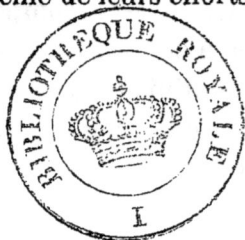

FIN.

TABLE.

TABLE.

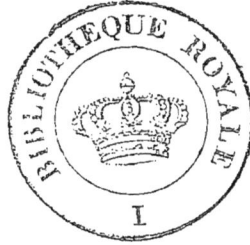

FIN DE LA TABLE.

www.ingramcontent.com/pod-product-compliance
Lightning Source LLC
Chambersburg PA
CBHW071455200326
41519CB00019B/5749